クリニックの「継承開業」

プロが教える失敗しない「クリニックの買い方・始め方」の実務

成功マニュアル

医療コンサルタント
水口錠二 著
Joji Mizuguchi

ぱる出版

まえがき ～多くのメリットがあるクリニックの〝第三者継承開業〟の進め方をプロが解説

厚生労働省の医療分野における重点課題において「医療従事者の負担軽減」という表現が使われるようになって久しいですが、特に医師の業務負担は日に日に増しているといっても過言ではないでしょう。

そのような中、病院勤務医の負担を軽減する目的で、医師事務作業補助者の配置や急性期医療を担う病院に対して看護補助の配置を認めたりといった、診療報酬に関連させた対応もされてきましたが、抜本的な改善にはなっておらず、病院勤務医の退職も多く、新聞等のメディアでも取り上げられるケースが増加しています。

退職された医師は他の医療機関に転職するケースもありますが、開業という選択をすることも多く、現在では全国に10万件を超える診療所が存在しています。開業する場合、当然のこととして莫大な費用がかかります。新規開業の場合、地域や規模、診療科、不動産の有無などにより必要となる費用は大きく異なりますが、最低でも５０００万円程度は必要といわれることが多いと思います。医師の方々にとっても大きな選択になることは間違いないと思います。既に10万件を超える数の診療所がある中で、競争も激しくなっていますが、このような多額の費用をかけて、失敗することは避けなければなりません。

本書では、この開業の中で第三者継承にスポットをあてて解説させていただきました。開業する形態としては、大きく二つに分類されます。新規開業と継承開業になりますが、継承開業には親族継承と第三者継承があります。全く関連性のない医師にクリニックを譲渡することを第三者継承といいます。大手コンサルタント会社によると、開業の約１割程度は第三者継承開業だとのことですが、まだまだ情報も少なく、具体的な進め方について疑問を持っている方も多いと思います。

　本文で詳しく解説しますが、第三者継承開業には様々なメリットがあります。一例としては、開業して一カ月目においても患者が確保できることから、早期から収入が得られるといったことや、設備・備品などの購入が新規開業と比較して少額に抑えられることなどが挙げられます。勿論、継承案件の内容によってはリスクもあり、継承するにあたっては十分な調査が必要になります。このような点においても本書第2章、第3章によって解説していますので、継承案件の評価に役立てていただければと思います。

　さらに本書では、今後開業していく上で、避けることができないと考えられる在宅医療についても触れさせていただきました。現在、厚生労働省が定めている在宅療養支援診療所の施設基準は、365日24時間の対応が必要となり、かなりハードルが高いものとなっています。

　しかしながら、今後の診療所を取り巻く環境から在宅医療についても何かしらのかかわりが出てくることは避けられず、どのような形でかかわっていくかを検討する必要があります。特に地域包括ケアシステムの推進なども掲げられており、一定の地域で必要とされる医療ニーズに対して対応していくことが、その診療所の収益にも直結することになります。多額の費用が伴う開業を成功させるためにも十分に検討することが望ましいといえます。本書をご覧いただき、先生方の開業に対して少しでもお役に立てれば幸いです。

　最後になりましたが、本書を出版するにあたり、出版社、医師、医療従事者、コンサルタント、金融機関担当者、税理士、介護福祉関連施設の多くの方にご協力をいただきました。この場をお借りしてお礼申し上げます。

水口錠二

クリニックの「継承開業」成功マニュアル●もくじ

第3章　「継承開業」の進め方マニュアル・10のステップ

第4章　クリニックの継承開業の手続き・関係機関への届け出書類

【巻末資料】

第1章

クリニック経営を取り巻く環境と経営上の注意点について

クリニック開業の前に知っておきたい医療を取り巻く環境【医療費の推移】

これからクリニック（診療所）開業をお考えの先生方にとって、今後の医療の動向を把握することは戦略を考える上で極めて重要な事と考えられます。

第1章では、現在の医療を取り巻く環境の概略を見ていきたいと思います。

＊

現在の我国では国民皆保険制度が昭和36年に確立して以降、「誰もが」「いつでも」「必要な医療を」「低コスト」で受けられる体制が整備されてきました。これは他の先進国と比較しても類を見ない優れた制度といえます。

しかしながら平成29年度の国民医療費は42兆円を超える水準となり、今後も毎年1兆円ずつ増加することが予想されています。

厚生労働省の試算では、2025年には52兆円を突破すると予想されています。この市場規模は国家予算の一般会計の約2分の1の規模であり、国民医療費の動向は国家運営の面から見ても極めて重要性の高い分野といえます。

国民一人当たりの年間医療費も年々増加しており、昭和30年では2400円／人であったものが、平成29年には33万3000円／人と約139倍にもなっています。

国民所得比においても既に10％を超える水準になっており、医療は国民生活にとってかなり大きなウエイトを占めています。また、平成29年の75歳以上の年間医療費では1人当たり94万2000円となり、75歳未満の22万1000円と比較してもかなり高い水準にあることがわかります。

平成29年10月時点において、我国の総人口1億2670万6000人のうち、3515万2000人が65歳以上であり27・7％を占めています。すなわち約4人に1人以上が65歳以上であるということです。

今後、更なる高齢化が進むことは明白であり、2025年には3473万人となり約3人に1人という水準が予想され、先に述べたように今後益々医療費が増大することは容易に推測できます。

しかしながら、このように国民生活にとって重要な位置づけにある医療を担う医療機関の状況は市場規模が増大しているにもかかわらず、経営的にはかなり厳しいといえます。

今後、クリニックを開業するにあたってはこのような現状を踏まえ、十分な戦略を立て運営にあたる必要があるといえるのです。

年　次	国民医療費		人口一人当たり国民医療費		国内総生産(GDP)		国民所得(NI)		国民医療費の比率		総人口
		対前年度増減率		対前年度増減率		対前年度増減率		対前年度増減率	国内総生産に対する比率	国民所得に対する比率	
	(億円)	(%)	(千円)	(%)	(億円)	(%)	(億円)	(%)	(%)	(%)	(千円)
平成元年度 ('89)	197 290	5.2	160.1	4.8	4 158 852	7.3	3 208 020	6.0	4.74	6.15	123 255
2 ('90)	206 074	4.5	166.7	4.1	4 516 830	8.6	3 468 929	8.1	4.56	5.94	123 611*
3 ('91)	218 260	5.9	176.0	5.6	4 736 076	4.9	3 689 316	6.4	4.61	5.92	124 043
4 ('92)	234 784	7.6	188.7	7.2	4 832 556	2.0	3 660 072	△0.8	4.86	6.41	124 452
5 ('93)	243 631	3.8	195.3	3.5	4 826 076	△0.1	3 653 760	△0.2	5.05	6.67	124 764
6 ('94)	257 908	5.9	206.3	5.6	5 026 362	4.2	3 683 506	0.8	5.13	7.00	125 034
7 ('95)	269 577	4.5	214.7	4.1	5 164 065	2.7	3 784 796	2.7	5.22	7.12	125 570*
8 ('96)	284 542	5.6	226.1	5.3	5 287 664	2.4	3 913 605	3.4	5.38	7.27	125 864
9 ('97)	289 149	1.6	229.2	1.4	5 333 382	0.9	3 884 837	△0.7	5.42	7.44	126 166
10 ('98)	295 823	2.3	233.9	2.1	5 260 134	△1.4	3 782 396	△2.6	5.62	7.82	126 486
11 ('99)	307 019	3.8	242.3	3.6	5 219 883	△0.8	3 770 032	△0.3	5.88	8.14	126 686
12 (2000)	301 418	△1.8	237.5	△2.0	5 285 127	1.2	3 859 685	2.4	5.70	7.81	126 926*
13 ('01)	310 998	3.2	244.3	2.9	5 190 735	△1.8	3 743 078	△3.0	5.99	8.31	127 291
14 ('02)	309 507	△0.5	242.9	△0.6	5 147 644	△0.8	3 726 487	△0.4	6.01	8.31	127 435
15 ('03)	315 375	1.9	247.1	1.7	5 179 306	0.6	3 779 521	1.4	6.09	8.34	127 619
16 ('04)	321 111	1.8	251.5	1.8	5 211 802	0.6	3 826 819	1.3	6.16	8.39	127 687
17 ('05)	331 289	3.2	259.3	3.1	5 256 922	0.9	3 873 557	1.2	6.30	8.55	127 768*
18 ('06)	331 276	△0.0	259.3	△0.0	5 290 766	0.6	3 923 513	1.3	6.26	8.44	127 770
19 ('07)	341 360	3.0	267.2	3.0	5 309 973	0.4	3 922 979	△0.0	6.43	8.70	127 771
20 ('08)	348 084	2.0	272.6	2.0	5 094 658	△4.1	3 639 913	△7.2	6.83	9.56	127 692
21 ('09)	360 067	3.4	282.4	3.6	4 920 704	△3.4	3 534 222	△2.9	7.32	10.19	127 510
22 ('10)	374 202	3.9	292.2	3.5	4 992 810	1.5	3 619 241	2.4	7.49	10.34	128 057*
23 ('11)	385 850	3.1	301.9	3.3	4 940 172	△1.1	3 584 029	△1.0	7.81	10.77	127 799
24 ('12)	392 117	1.6	307.5	1.9	4 944 780	0.1	3 598 267	0.4	7.93	10.90	127 515
25 ('13)	400 610	2.2	314.7	2.3	5 072 460	2.6	3 742 189	4.0	7.90	10.71	127 298
26 ('14)	408 071	1.9	321.1	2.0	5 184 685	2.2	3 791 868	1.3	7.87	10.76	127 083
27 ('15)	423 644	3.8	333.3	3.8	5 339 044	3.0	3 903 050	2.9	7.93	10.85	127 095*
28 ('16)	421 381	△0.5	332.0	△0.4	5 392 543	1.0	3 917 156	0.4	7.81	10.76	126 933

注：1) 国内総生産(GDP)及び国民所得（NI）は、内閣府「国民経済計算」による。
2) 総人口は、総務省統計局「国勢調査」（*印）及び「人口推計」（各年10月1日現在）による。
3) 平成12年4月から介護保険制度が開始されたことに伴い、従来国民医療費の対象となっていた費用のうち介護保険の費用に移行したものがあるが、これらは平成12年度以降、国民医療費に含まれていない。

●出典：厚生労働省・平成28年度国民医療費の概要

国民医療費・対国内総生産・対国民所得比率の年次推移

年次	国民医療費 (億円)	対前年度増減率 (%)	人口一人当たり国民医療費 (千円)	対前年度増減率 (%)	国内総生産(GDP) (億円)	対前年度増減率 (%)	国民所得(NI) (億円)	対前年度増減率 (%)	国民医療費の比率 国内総生産に対する比率 (%)	国民医療費の比率 国民所得に対する比率 (%)	総人口 (千円)
昭和29年度 (1954)	2 152	…	2.4	…	…	…	…	…	…	…	88 239
30 ('55)	2 388	11.0	2.7	12.5	85 979	…	69 733	…	2.78	3.42	89 276*
31 ('56)	2 583	8.2	2.9	7.4	96 477	12.2	78 962	13.2	2.68	3.27	90 172
32 ('57)	2 897	12.2	3.2	10.3	110 641	14.7	88 681	12.3	2.62	3.27	90 928
33 ('58)	3 230	11.5	3.5	9.4	118 451	7.1	93 829	5.8	2.73	3.44	91 767
34 ('59)	3 625	12.2	3.9	11.4	138 970	17.3	110 421	17.7	2.61	3.28	92 641
35 ('60)	4 095	13.0	4.4	12.8	166 806	20.0	134 967	22.2	2.45	3.03	93 419*
36 ('61)	5 130	25.3	5.4	22.7	201 708	20.9	160 819	19.2	2.54	3.19	94 287
37 ('62)	6 132	19.5	6.4	18.5	223 288	10.7	178 933	11.3	2.75	3.43	95 181
38 ('63)	7 541	23.0	7.8	21.9	262 286	17.5	210 993	17.9	2.88	3.57	96 156
39 ('64)	9 389	24.5	9.7	24.4	303 997	15.9	240 514	14.0	3.09	3.90	97 182
40 ('65)	11 224	19.5	11.4	17.5	337 653	11.1	268 270	11.5	3.32	4.18	98 275*
41 ('66)	13 002	15.8	13.1	14.9	396 989	17.6	316 448	18.0	3.28	4.11	99 036
42 ('67)	15 116	16.3	15.1	15.3	464 454	17.0	375 477	18.7	3.25	4.03	100 196
43 ('68)	18 016	19.2	17.8	17.9	549 470	18.3	437 209	16.4	3.28	4.12	101 331
44 ('69)	20 780	15.3	20.3	14.0	650 614	18.4	521 178	19.2	3.19	3.99	102 536
45 ('70)	24 962	20.1	24.1	18.7	752 985	15.7	610 297	17.1	3.32	4.09	103 720*
46 ('71)	27 250	9.2	25.9	7.5	828 993	10.1	659 105	8.0	3.29	4.13	105 145
47 ('72)	33 994	24.7	31.6	22.0	964 863	16.4	779 369	18.2	3.52	4.36	107 595
48 ('73)	39 496	16.2	36.2	14.6	1 167 150	21.0	958 396	23.0	3.38	4.12	109 104
49 ('74)	53 786	36.2	48.6	34.3	1 384 51	18.6	1 124 716	17.4	3.88	4.78	110 573
50 ('75)	64 779	20.4	57.9	19.1	1 523 616	10.0	1 239 907	10.2	4.25	5.22	111 940*
51 ('76)	76 684	18.4	67.8	17.1	1 712 934	12.4	1 403 972	13.2	4.48	5.46	113 089
52 ('77)	85 686	11.7	75.1	10.8	1 900 945	11.0	1 557 032	10.9	4.51	5.50	114 154
53 ('78)	100 042	16.8	86.9	15.7	2 086 022	9.7	1 717 785	10.3	4.80	5.82	115 174
54 ('79)	109 510	9.5	94.3	8.5	2 252 372	8.0	1 822 066	6.1	4.86	6.01	116 133
55 ('80)	119 805	9.4	102.3	8.5	2 483 759	10.3	2 038 787	11.9	4.82	5.88	117 060*
56 ('81)	128 709	7.4	109.2	6.7	2 646 417	6.5	2 116 151	3.8	4.86	6.08	117 884
57 ('82)	138 659	7.7	116.8	7.0	2 761 628	4.4	2 201 314	4.0	5.02	6.30	118 693
58 ('83)	145 438	4.9	121.7	4.2	2 887 727	4.6	2 312 900	5.1	5.04	6.29	119 483
59 ('84)	150 932	3.8	125.5	3.1	3 082 384	6.7	2 431 172	5.1	4.90	6.21	120 235
60 ('85)	160 159	6.1	132.3	5.4	3 303 968	7.2	2 605 599	7.2	4.85	6.15	121 049*
61 ('86)	170 690	6.6	140.3	6.0	3 422 664	3.6	2 679 415	2.8	4.99	6.37	121 672
62 ('87)	180 759	5.9	147.8	5.3	3 622 967	5.9	2 810 998	4.9	4.99	6.43	122 264
63 ('88)	187 554	3.8	152.8	3.4	3 876 856	7.0	3 027 101	7.7	4.84	6.20	122 783

クリニック経営を直撃する診療報酬改定の推移と加速する地域包括ケアの流れ

ご存知の通り診療報酬は2年に1回改定が行われます。診療報酬はクリニックの経営に直結するものなので、勤務医時代以上に注視する必要があるのはいうまでもありません。

直近では平成30年に改定が行われましたが、本体こそ微増したものの薬価のマイナスが大きく、ネットではマイナス改定となりました。

次ページの表を見てもわかる通り、医療機関にとって厳しい改定が続いています。ここ最近、6回の改定では診療報酬本体部分こそプラスになっていますが、微増にとどまり薬価等を加えた数値ではマイナスとなっています。

更に改定率よりも注視しなければならないのがその内容です。たとえば、平成30年度改定では、次に記載した「平成30年度診療報酬改定の概要」のような視点で改定が行われています。

診療報酬改定の推移

	昭和59	昭和60	昭和61	昭和63	平成元	平成2	平成4	平成6	平成8	平成9	平成10
診療報酬	2.8	3.3	2.3	3.4	0.11	3.7	5.0	4.8	3.4	1.7	1.5
薬価等	▲5.1	▲2.1	▲1.6	▲2.9	0.65	▲2.7	▲2.5	▲2.1	▲2.6	▲1.37	▲2.8
診療報酬＋薬価等（ネットの改定率）	▲2.3	1.2	0.7	0.5	0.76	1.0	2.5	2.7	▲2.6	▲0.38	▲1.3

	平成12	平成14	平成16	平成18	平成20	平成22	平成24	平成26	平成28	平成30
診療報酬	1.9	▲1.3	0	▲1.36	0.38	1.55	1.38	0.73	0.49	0.55
薬価等	▲1.7	▲1.4	▲1.0	▲1.8	▲1.2	▲1.36	▲1.38	▲0.68	▲1.33	▲1.74
診療報酬＋薬価等（ネットの改定率）	0.2	▲2.7	▲1.0	▲3.16	▲0.82	0.19	0.004	0.1	▲0.84	▲1.19

厚労省がめざす地域包括ケアの基本視点とは何か

■平成30年度診療報酬改定の概要（厚生労働省保険局医療課長　迫井正深）

団塊の世代が75歳以上となる2025年とそれ以降の社会・経済の変化や技術革新への対応に向けて、平成30年度診療報酬改定により、質が高く効率的な医療提供体制の整備とともに、新しいニーズにも対応できる質の高い医療の実現を目指す。

【改定に当たっての基本認識】

◎人生100年時代を見据えた社会の実現
・我が国は世界最高水準の平均寿命を達成。人口の高齢化が急速に進展する中、活力ある社会の実現が必要。
・あらゆる世代の国民一人一人が状態に応じた安心・安全で質が高く効果的・効率的な医療を受けられるようにする必要。
◎どこに住んでいても適切な医療・介護を安心して受けられる社会の実現（地域包括ケア

システムの構築）
・地域の実情に応じて、可能な限り住み慣れた地域で日常生活を営むことができるよう、地域包括ケアシステムを構築する必要。
・平成30年度は6年に1度の介護報酬との同時改定。医療機能の分化・強化、連携や、医療と介護の役割分担と連携を着実に進める必要。
◎制度の安定性・持続可能性の確保と医療・介護現場の新たな働き方の推進
・制度の安定性・持続可能性を確保しつつ国民皆保険を堅持するためには、国民の制度の理解を深めることが不可欠。無駄の排除、医療資源の効率的な配分、医療分野のイノベーションの評価等を通じた経済成長への貢献を図ることが必要。
・今後の医療ニーズの変化や生産年齢人口の減少、医療技術の進歩等を踏まえ、医療現場の人材確保や働き方改革の推進が重要。

【改定の基本的視点】

1　地域包括ケアシステムの構築と医療機能の分化・強化、連携の推進

・患者の状態等に応じて質の高い医療が適切に受けられるとともに、必要に応じて介護サ

ービスと連携・協働する等、切れ目のない医療・介護提供体制が確保されることが重要。

・医療機能の分化・強化、連携を進め、効果的・効率的で質の高い医療提供体制を構築するとともに、地域包括ケアシステムを構築していくことが必要。

2　新しいニーズにも対応でき、安心・安全で納得できる質の高い医療の実現・充実

・国民の安心・安全を確保する観点から、今後の医療技術の進展や疾病構造の変化等を踏まえ、第三者による評価やアウトカム評価など客観的な評価を進めながら、適切な情報に基づき患者自身が納得して主体的に医療を選択できるようにすることが重要。

・また、新たなニーズにも対応できる医療を実現するとともに、我が国の医療の中で重点的な対応が求められる分野の適切な評価が重要。

3　医療従事者の負担軽減、働き方改革の推進

・医療従事者の厳しい勤務環境が指摘されている中、医療の安全の確保や地域医療の確保にも留意しつつ、医療従事者の負担の軽減を図り、あわせて、各々の専門性を発揮でき、柔軟な働き方ができるよう、環境の整備、働き方改革を推進することが必要。

4　効率化・適正化を通じた制度の安定性・持続可能性の向上

・国民皆保険を維持するためには、制度の安定性・持続可能性を高める不断の取組が求められ、医療関係者が共同して、医療サービスの維持・向上と同時に、医療の効率化・適正化を図ることが必要。

●開業医に大きな影響を及ぼす「地域包括ケア」の視点に注目

厚生労働省はこのような視点で改定を実施していますが、中でも開業医に大きく影響を及ぼすのは、1の「**地域包括ケアシステム**」といえます。

医療機能の分化・強化、連携とありますが、患者を取り巻く環境は以前と比較すると、かなり複雑になっており、従来の病診連携だけではなく、介護関連施設や訪問看護ステーション、介護事業所などとの連携も視野に入れていく必要があります。

地域によって環境は異なりますが、一定の診療エリアにおいて必要とされる医療は何かを念頭に置きながら、クリニック開業地の選択をしていくことは、開業後の収益を考えてもとても重要であるといえます。

特に在宅医療に関しての取り組みについては診療報酬請求上、優位に働くので検討の余地が十分にあるといえます。在宅医療については次章以降で詳しくみていきたいと思います。

【参考資料】外来医療の今後の方向性（イメージ）

社会保障制度改革国民会議報告書（H25年8月6日）抜粋

○ 新しい提供体制は、利用者である患者が大病院、重装備病院への選好を今の形で続けたままでは機能しない
○ フリーアクセスの基本は守りつつ、限りある医療資源を効率的に活用するという医療提供体制改革に即した観点からは、医療機関間の適切な役割分担を図るため、「緩やかなゲートキーパー機能」の導入は必要
○ 大病院の外来は紹介患者を中心とし、一般的な外来受診は「かかりつけ医」に相談することを基本とするシステムの普及、定着は必須
○ 医療の提供を受ける患者の側に、大病院にすぐに行かなくとも、気軽に相談できるという安心感を与える医療体制の方が望ましい

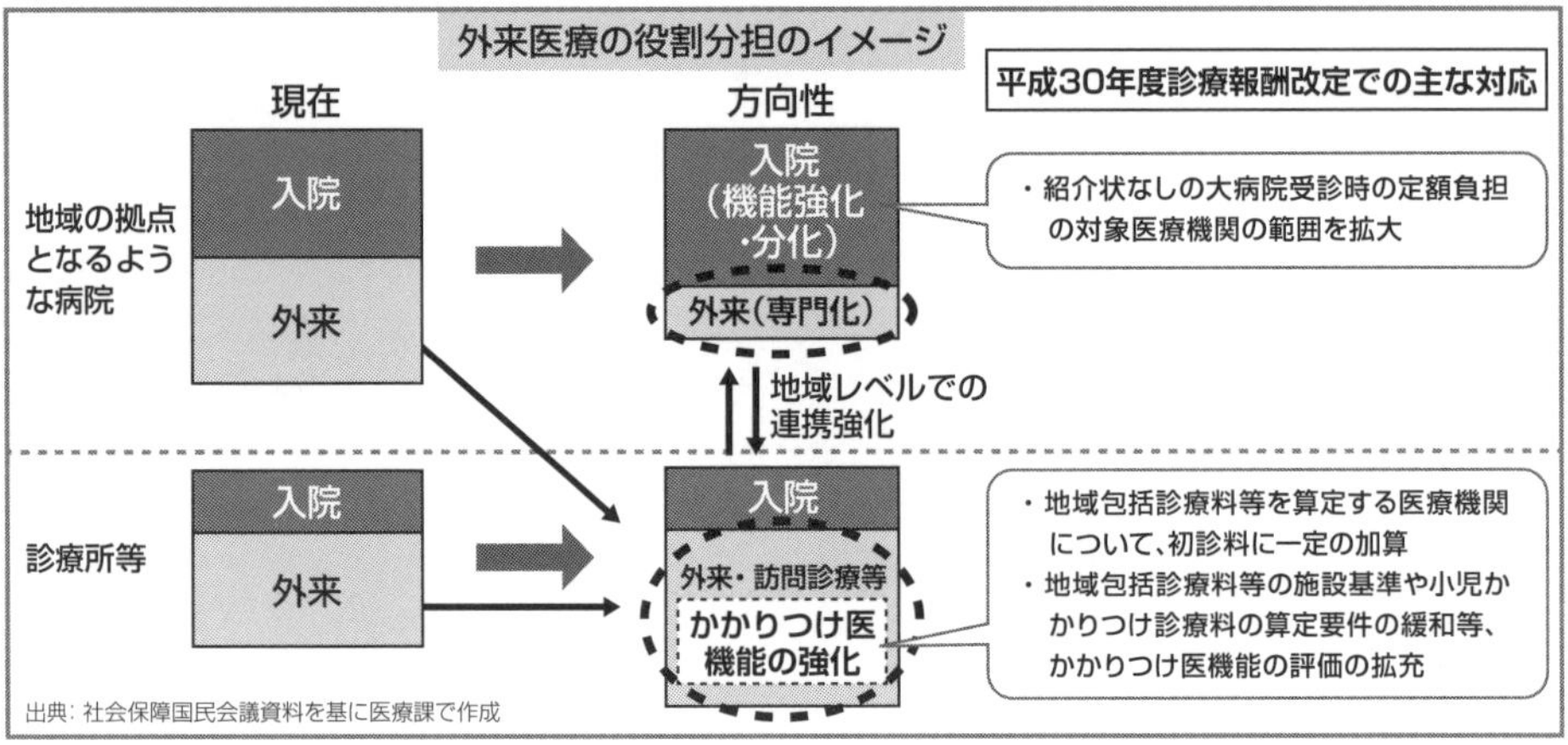

出典：厚労省・平成30年度診療報酬改定 Ⅰ－2．外来医療の機能分化、かかりつけ医の機能の評価①

【参考資料】かかりつけ医機能のイメージ（案）
～生活習慣病を有する患者の例～

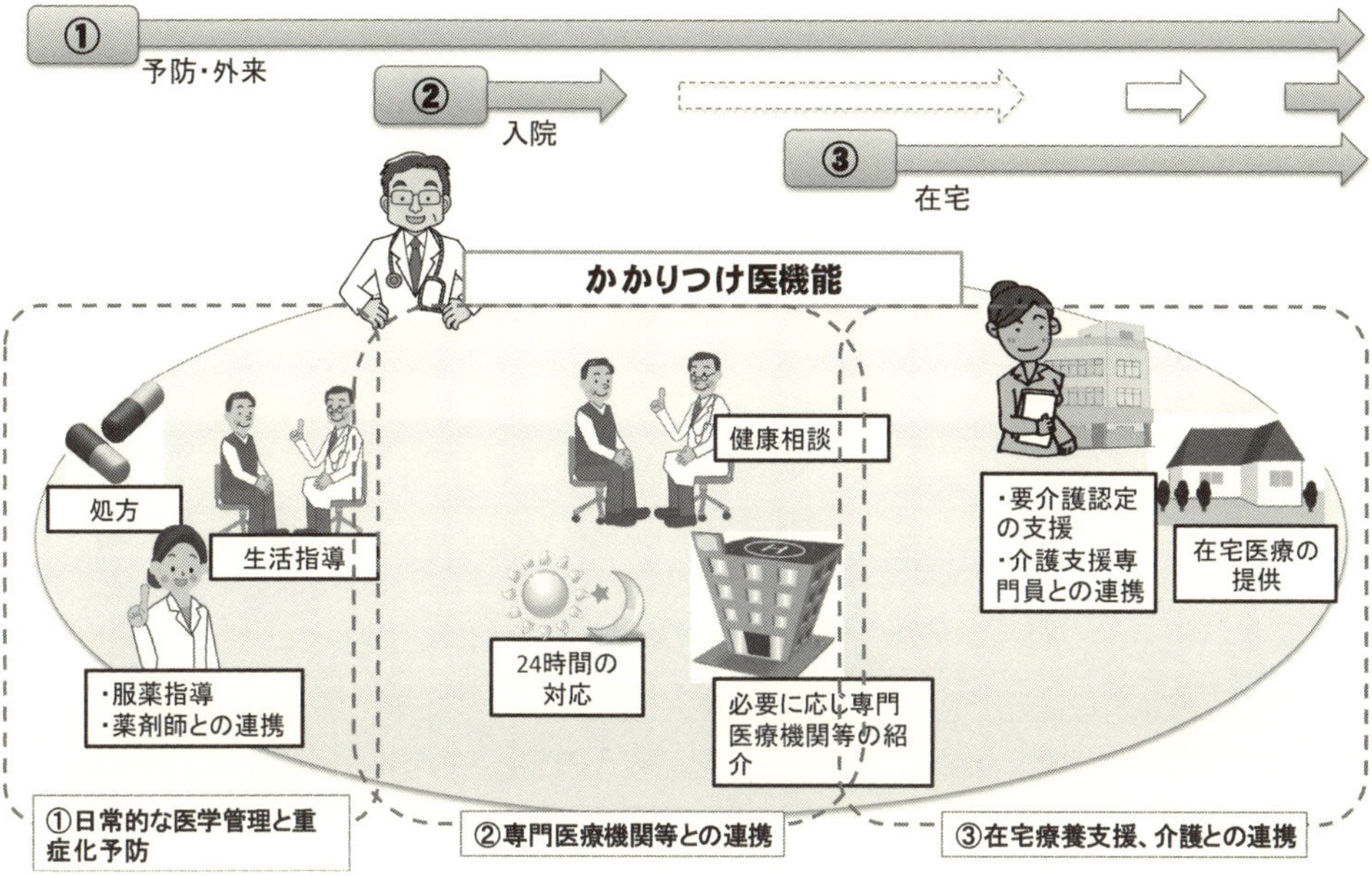

出典：厚労省・平成30年度診療報酬改定 Ⅰ－2．外来医療の機能分化、かかりつけ医の機能の評価②

【参考資料】かかりつけ医機能評価の充実

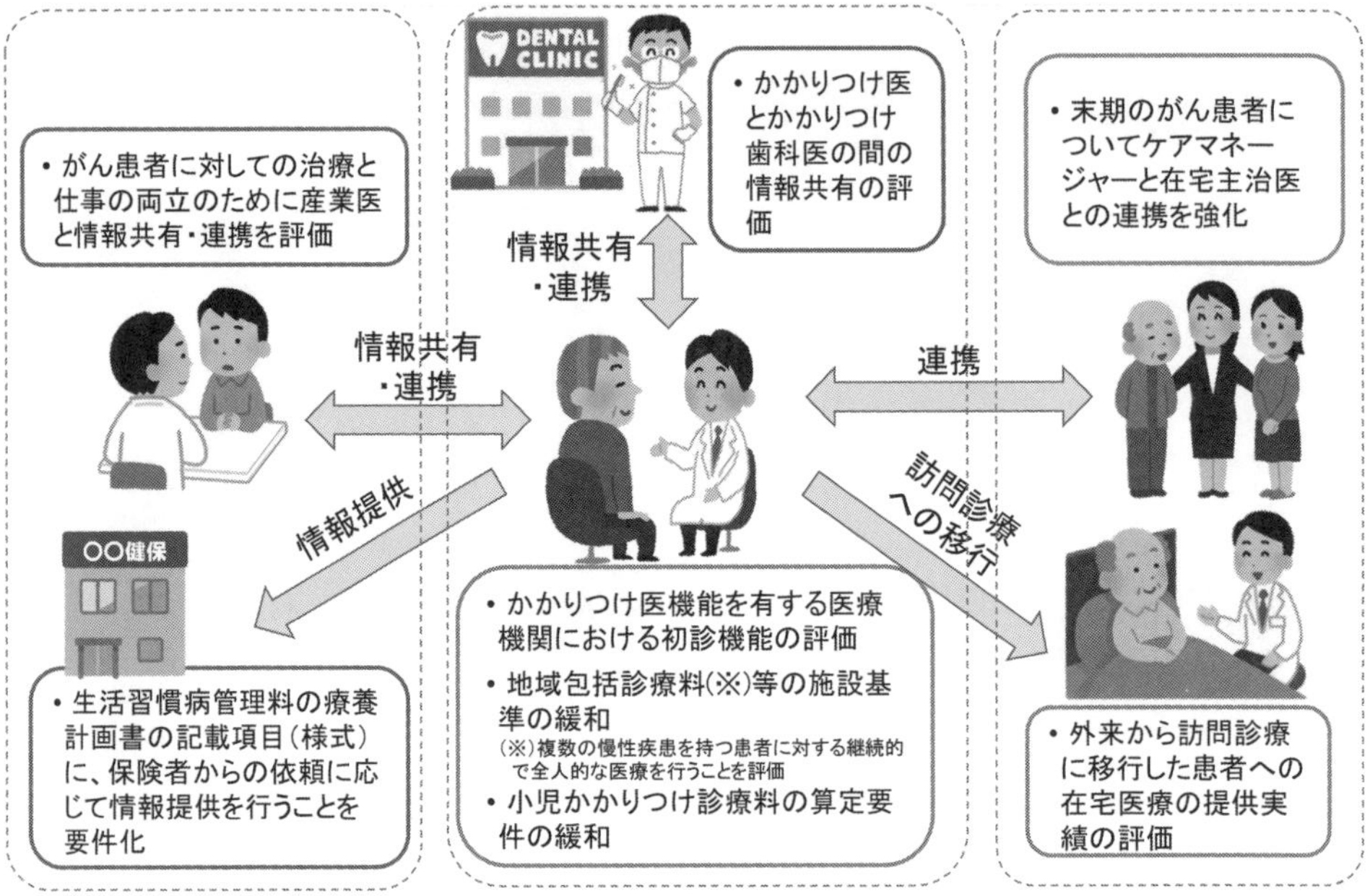

出典：厚労省・平成30年度診療報酬改定　Ⅰ－2．外来医療の機能分化、かかりつけ医の機能の評価③

【参考資料】質の高い在宅医療の確保

在宅医療の提供体制の確保

在宅医療の提供体制では、在支診以外の医療機関の訪問診療（裾野の拡大）が必要である一方、かかりつけ医機能の一部として在宅医療を提供するには、24時間体制の確保が負担

在宅患者の状態に応じたきめ細やかな対応

訪問診療を必要とする患者が複数の疾患を有するなど、在宅医療ニーズは多様化・高度化

複数の医療機関の連携による24時間体制の確保

在支診以外の診療所が、他の医療機関との連携等により24時間の往診体制等を確保し、かかりつけの患者に対し訪問診療を行う場合の評価を新設。

2ヶ所目の医療機関による訪問診療の評価

複数疾患を有する患者等に対し、在宅の主治医の依頼を受けた他の医療機関が訪問診療を行った場合の評価を新設。

患者の状態に応じたきめ細やかな評価

在宅時医学総合管理料等について、重症患者以外であって、特に通院が困難な患者等に対する加算を新設。

在支診以外の医療機関による医学管理の評価

在宅時医学総合管理料等について、機能強化型在支診以外の医療機関が月1回の訪問診療を行う場合の評価を充実。

末期の患者への緊急対応の評価

標榜時間内に往診を行った場合の加算（緊急往診加算）の算定対象に、訪問診療を行っている医学的に末期の患者を追加。

ターミナルケアの評価の充実

ターミナルケアの評価を充実するとともに、特養での看取りに協力して行ったターミナルケアも評価対象に追加。

出典：厚労省・平成30年度診療報酬改定 Ⅰ－4．外来医療の機能分化、かかりつけ医の機能の評価③

【参考資料】在宅療養支援診療所以外の診療所の訪問診療に対する評価

> ➢ 在支診以外の診療所が、かかりつけの患者に対し、他の医療機関との連携等により24時間の往診体制と連絡体制を構築した場合の評価を新設する。
>
> 在宅時医学総合管理料・施設入居時等医学総合管理料
>
> （新） **継続診療加算　　216点（1月に1回）**
>
> ［算定要件］
> (1) 当該保険医療機関の外来又は訪問診療を継続的に受診していた患者であること。
> (2) 算定患者ごとに、連携する医療機関との協力等により、24時間の往診体制及び 24時間の連絡体制を構築すること。
> (3) 訪問看護が必要な患者に対し、訪問看護を提供する体制を有していること。

［在宅医療サービスを実施する一般診療所の施設数］

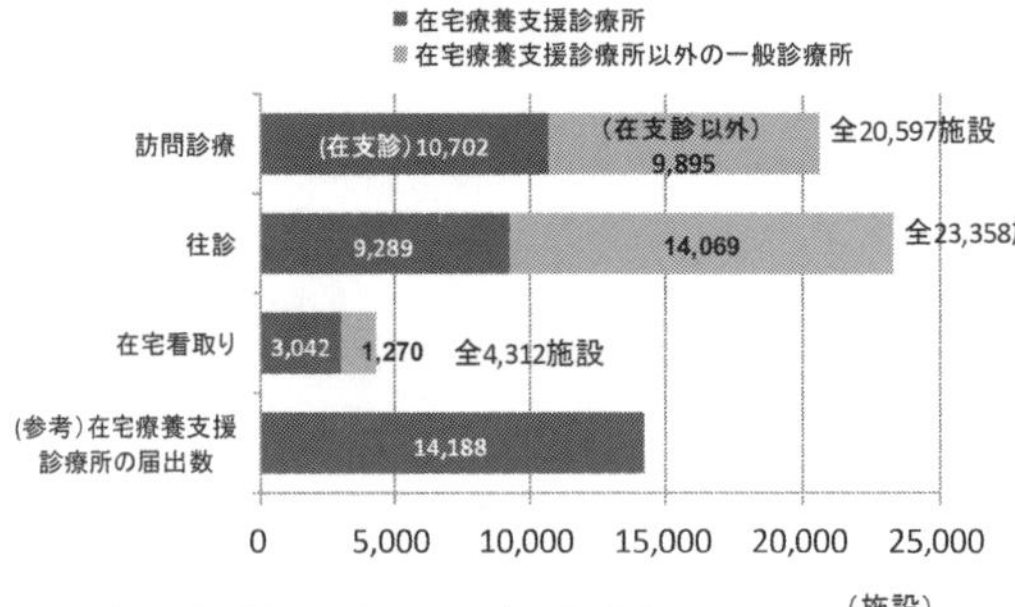

出典：平成26年度医療施設調査(厚生労働省)（特別集計）

［訪問診療を行っている患者の受診経路別割合］

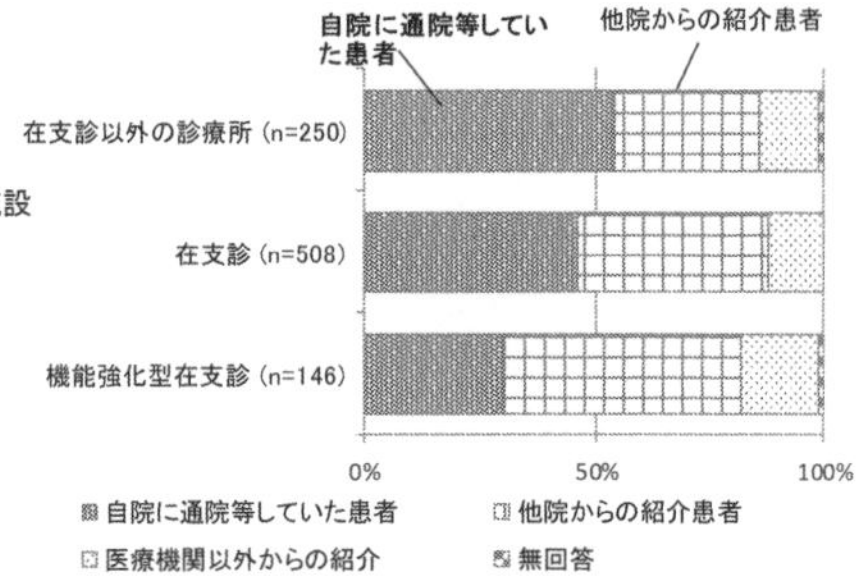

（出典：診療報酬改定の結果検証に係る特別調査（平成28年度））

出典：厚労省・平成30年度診療報酬改定 Ⅰ－4．質の高い在宅医療・訪問看護の確保②

【参考資料】多様な在宅医療のニーズへの対応①

複数の医療機関が行う訪問診療の評価

➢ 在宅で療養する患者が複数の疾病等を有している等の現状を踏まえ、主治医の依頼を受けた他の医療機関が訪問診療を提供可能となるよう、在宅患者訪問診療料の評価を見直す。

在宅患者訪問診療料Ⅰ
（新）　2　他の医療機関の依頼を受けて訪問診療を行った場合
同一建物居住者以外　830点
同一建物居住者　178点

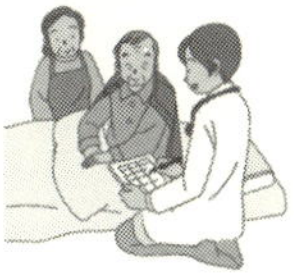

［算定要件］
在宅時医学総合管理料等の算定要件を満たす他の医療機関の依頼を受けて訪問診療を行った場合に、一連の治療につき6月以内に限り（神経難病等の患者を除く）月1回を限度として算定する。

訪問診療を行っている患者の疾患数

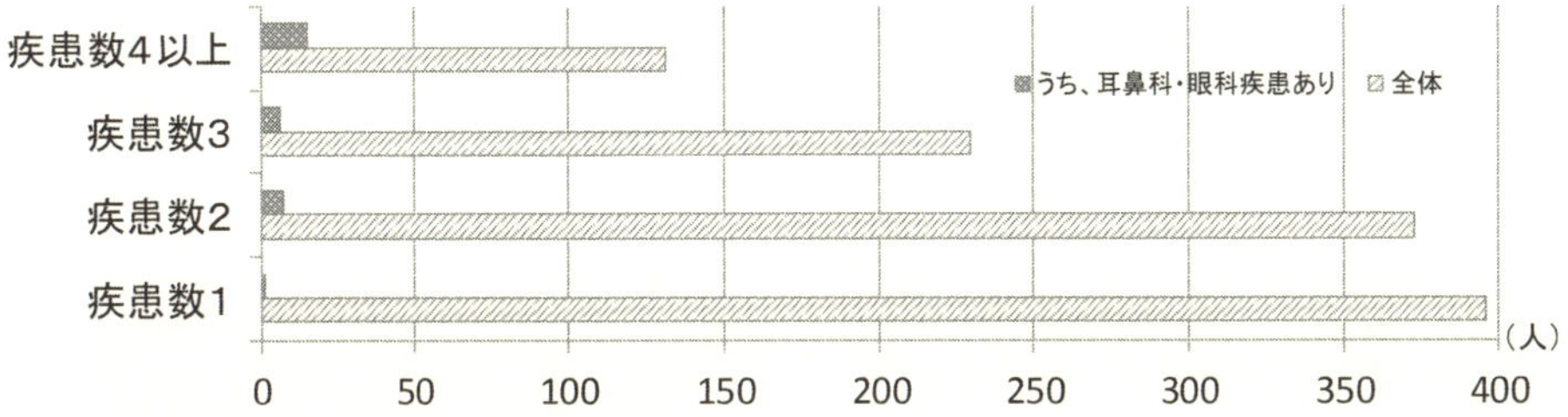

（出典：診療報酬改定の結果検証に係る特別調査（平成28年度））

出典：厚労省・平成30年度診療報酬改定 Ⅰ－4．質の高い在宅医療・訪問看護の確保③

加速する在宅医療・地域包括ケアの流れの中では「地域連携」が必須となる【地域の介護施設の概要】

先の項でも解説しましたが、これからのクリニック経営では他の施設との連携が必須といえます。

この項では関連する施設を紹介しておきたいと思います。

特に介護関連施設においては、勤務医時代に関係されたことがないケースもあると思われるので、概要を記載しておきます。施設基準等についての詳細は、巻末資料を参照してください。

主な介護福祉施設・事業所にはどのようなものがあるのか

- 特別養護老人ホーム
- 老人保健施設
- 介護療養型医療施設
- 訪問介護
- 訪問入浴介護・介護予防訪問入浴介護
- 訪問看護・介護予防訪問看護
- 訪問リハビリテーション
- 居宅療養管理指導
- 通所介護（デイサービス）
- 通所リハビリテーション
- 短期入所生活介護
- 短期入所者療養介護
- 居宅介護支援

■チェック！　福祉施設の概要（老人福祉法に基づいて設置された公共施設）

①　特別養護老人ホーム（老人介護福祉施設）

一般的に特養と呼ばれている施設で、老人福祉法第25条の5に規定されています。特別養護老人ホームは低コストで要介護者に対してサービスを提供している施設になります。

運営は地方自治体や社会福祉事業を行うことを目的として設立されている社会福祉法人が主体となっています。

②　老人保健施設（介護保健施設）

通称、老健と呼ばれる施設で、運営は地方自治体や医療法人、社会福祉法人などが行っています。介護保険法第8条第28項では定義が定められており、

「介護老人保健施設とは、要介護者であって、主としてその心身の機能の維持回復を図り、居宅における生活を営むことができるようにするための支援が必要である者に対し、施設サービス計画に基づいて、看護、医学的管理の下における介護及び機能訓練その他必要な医療並びに日常生活上の世話を行うことを目的とする施設」とされています。

③　介護療養型医療施設

旧介護保険法第8条第26項の定義では、

「介護療養型医療施設とは、療養病床等を有する病院又は診療所であって、当該療養病床

等に入院する要介護者に対し、施設サービス計画に基づいて、療養上の管理、看護、医学的管理の下における介護その他の世話及び機能訓練その他必要な医療を行うことを目的とする施設」とされています。

いわゆる療養病床と呼ばれている医療施設になりますが、厚生労働省では、2017年3月末で介護療養病床約5・9万床を廃止する予定としていました。

しかしながら、移行が思うように進まず、更に2024年3月末まで移行期間を設置することになりました。今後、介護療養型保健施設、介護療養病床については経過期間において介護医療院に移行していくことになっています。

④ 訪問介護を行う事業所

「身体介護」や「生活援助」を行う事業所になります。一般的な名称としては、○○ホームヘルプサービス、○○ケアセンター、○○訪問介護事業所、○○ヘルパーステーションなどが多くみられます。

また設置するには法人格が必要となりますが、営利を目的にして設立される株式会社でも申請が認められていることから、株式会社○○などの名称も多く見受けられます。

⑤ 訪問入浴介護、介護予防訪問入浴介護を行う事業所

自宅に浴槽などの必要な機材等を持参して入浴サービスを提供する事業所になります。

自宅などにおいて介助があっても入浴が困難な方に提供するサービスなので、重度なケースが多いといえます。そのため、人員配置においても看護職員の配置が義務付けられています。

⑥　訪問看護、介護予防訪問看護を行う事業所

病院や診療所等の医療機関が行う場合（みなし指定）や訪問看護ステーションが行う場合があります。

訪問看護を行うためには医師の指示書が必要になり、担当するのは看護師、准看護師、保健師、理学療法士、作業療法士、言語聴覚士になります。

⑦　訪問リハビリテーション等を行う事業所

医師の指示に基づき、理学療法士や作業療法士などの職員が患者様の自宅に出向き提供するサービスを、訪問リハビリテーションと呼んでいます。

先の訪問看護と同様に医療保険、介護保険ともに設定されているサービスですが、介護保険では維持期のリハビリテーションが対象となっています。

⑧　居宅療養管理指導などを行う事業所

医師、歯科医師、薬剤師、管理栄養士、歯科衛生士、看護師等が患家に出向き、療養上の管理・指導を行うことを居宅療養管理指導と呼んでいます。

病院や診療所などの他に薬局などが行う場合もあります。

⑨　通所介護（デイサービス）を行う事業所

通称デイサービスと呼ばれ、特別養護老人ホームやデイサービスセンターに日帰りで通いサービスを受けます。提供されるサービスは入浴や食事、健康状態の確認、機能訓練などがあります。

法令の基本方針としては、「指定居宅サービスに該当する通所介護（以下「指定通所介護」という。）の事業は、要介護状態となった場合においても、その利用者が可能な限りその居宅において、その有する能力に応じ自立した日常生活を営むことができるよう、必要な日常生活上の世話及び機能訓練を行うことにより、利用者の社会的孤立感の解消及び心身の機能の維持並びに利用者の家族の身体的及び精神的負担の軽減を図るものでなければならない。」とされています。

デイサービスを利用する人は年々増加し、2016年度においては613万8000人となっており、介護サービス受給者の多くが利用しているサービスです。「指定居宅サービス等の事業の人員設備及び運営に関する基準7章」が根拠法令になります。

⑩ 通所リハビリテーション等を行う事業

通称デイケアと呼ばれるサービスですが、病院や診療所などの医療機関や老人保健施設に通所してきた利用者に対して、リハビリテーションを提供するのが通所リハビリテーションです。

このサービスを提供できるのは、先に述べた施設だけになりますが、受けられるサービスは理学療法や作業療法になることから、理学療法士（PT）、作業療法士（ST）などの配置が義務付けられています。

⑪ 短期入所生活介護等を行う事業所

通称、ショートステイと呼ばれるサービスです。特別養護老人ホームや介護老人保健施設、有料老人ホームに短期間入所し、食事や入浴、機能訓練などのサービスを受けることができます。

⑫ 短期入所者療養介護等を行う事業所

短期入所者療養介護についてもショートステイと呼ばれますが、短期入所生活介護との違いは、医療ケア等の医療サービスを受けられる点です。

したがって医学的管理を必要とする利用者を、療養病床をもつ病院や診療所、介護老人保健施設などが受け入れてサービスを提供します。

サービスの詳細としては、検査・処置・リハビリテーション・ターミナルケア等があります。

⑬ 居宅介護支援を行う事業所

いわゆるケアマネジメントのことを居宅介護支援と呼んでいます。

担当のケアマネジャーが利用者やその家族からの相談を受けて介護認定申請の手伝いやケアプランを作成します。このようなサービスを行うのが居宅介護支援事業所になります。

クリニックを開業したら売上はどのくらいを目標にしたらいいの？【医療統計実態調査】

36～37ページの表は毎年中央社会保険医療協議会（中医協）が報告している、「医療経済実態調査」の平成28年度の実績です。

調査自体は平成29年11月に実施されており、病院や診療所の収益状況の統計データとして有効な資料です。

その中で今回は医療法人の診療所に関するデータだけを抜粋して掲載してみました。表の一番左側には全体の平均を記載しています。

次いで代表的な診療科ごとの数値を抜粋して一覧にしましたが、特に重要な項目については、太字にて掲載しています。全てを理解する必要はなく、代表的な項目の数値を理解していただければと思います。

それを見ると診療所全体としての売り上げ平均は、1億4792万円となっています。この数値は、私がコンサルティングしている医療機関の数値と比較するとかなり高額な平均値に感じます。

一般的なクリニックの一応の目安は年間1億円程度と考えられます。この水準をクリアすることが最初の目標となると考えられますが、開業当初はこの水準よりも低いことが多いと思います。

次に各診療科ごとの数値を抜粋してみましたが、整形外科、眼科の順に売り上げが高く、次いで内科、小児科、精神科となっています。

統計上はこのような結果となっていますが、同じ内科でも専門領域により大きく差異が生じ、患者の集客力や新患率、施設基準の届け出状況によってもかなり増減しますので、参考程度にしていただければと思います。

この表の中で特に注目していただきたいのは、販売管理費（支出）と最終の損益になります。全体の平均として最終利益は4・8％となっていますが、これは100万円の売り上げに対して4万8000円しか利益がないことを指します。

もちろん、役員報酬も支払った最終の数値ですが、一般的な中小企業の数値と比較してもかなり低水準であるといえます。

この数値をみても医療施設が利益を出しにくい体質にあることがわかります。したがって、経営者である院長又は理事長が経営の事を理解し、戦略的に運営していくことは極めて重要といえます。

この最終利益に大きく影響を及ぼしているのが、販売管理費（医療・介護費用）になります。特に注目すべき点は給与費（人件費）です。

この表にある給与費には役員報酬も含まれた数値になっていますが、ほとんどの診療科において50％を超える水準となっています。この比率は医療機関の特徴の一つになります。

役員報酬をどの程度に設定するかにもよりますが、役員報酬を除く人件費（一般職員）いわゆる労働分配率は25％～35％程度が現実的といえます。

さらに詳しくみていくと、その他の医療介護費用がありますが、こちらも平均的に20％程度発生しています。この中には、広告宣伝費や雑費も含まれますが、職員の退職が多くなってくると求人広告費が向上したり、場合によっては人材派遣を依頼しないといけなくなり、一気に増加することになります。

このような事態を避けるためにも人事戦略は重要であり、安定的に医療を提供し、安定的な集患、安定的な経営をしていく上で欠かせないことであるといえます。

医療法人一般診療所　入院収益なし（診療科ごと）									
整形外科（79施設）		皮膚科（47施設）		耳鼻咽喉科（55施設）		眼科（55施設）		小児科（52施設）	
金額（千円）	構成比率（%）	金額（千円）	構成比率（%）	金額（千円）	構成比率（%）	金額（千円）	構成比率（%）	金額（千円）	構成比率（%）
173427	**92.6**	**101078**	**100**	**105717**	**100**	**168401**	**100**	**131040**	**100**
170627	91.1	98830	97.8	104901	99.2	164767	97.8	115341	88
149602	79.9	88004	87.1	103239	97.7	163234	96.9	89268	68.1
13871	7.4	89	0.1	13	0	165	0.1	90	0.1
7153	3.8	10737	10.6	1650	1.6	1637	0.8	25982	19.8
2800	1.5	2246	2.2	815	0.8	3634	2.2	15699	12
13887	7.4	4	0	0	0	0	0	0	0
0	0	0	0	0	0	0	0	0	0
13690	7.3	0	0	0	0	0	0	0	0
197	0.1	0	0	0	0	0	0	0	0
174935	**93.4**	**94408**	**93.4**	**96079**	**90.9**	**158073**	**93.9**	**126915**	**96.9**
100205	**53.5**	**54073**	**53.5**	**59276**	**56.1**	**94986**	**56.4**	**62960**	**48**
23068	12.3	12493	12.4	6241	5.9	11749	7	29311	22.4
4823	2.6	1893	1.9	1950	1.8	6700	4	1098	0.8
5128	2.7	3530	3.5	2506	2.4	4105	2.4	3918	3
6371	3.4	3230	3.2	3852	3.6	6532	3.9	3318	2.5
34422	18.4	19190	19	22248	21	34002	20.2	26288	20.1
12379	6.6	6672	6.6	9638	9.1	10327	6.1	4124	3.1
2832	1.5	1179	1.2	1678	1.6	2003	1.2	1090	0.8
9574	**5.1**	**5493**	**5.4**	**7960**	**7.5**	**8324**	**4.9**	**3035**	**2.3**

●出典：中央社会保険医療協議会

平成28年医療経済実態調査（第21回　29年11月実施）

医療法人一般診療所　入院収益なし（774施設）					医療法人一般診療所　入院収益なし（診療科ごと）			
全体					内科（368施設）		精神科（26施設）	
項目			金額（千円）	構成比率（%）	金額（千円）	構成比率（%）	金額（千円）	構成比率（%）
医療収益			**147920**	**98.1**	**134043**	**98**	**120105**	**100**
	外来診療収益		1411391	93.8	125976	92.1	110284	91.8
		保険診療収益	128943	85.5	1018186	86.4	108309	90.2
		公害等診療収益	1713	1.1	465	0.3	9	0
		その他の診療収益	10736	7.1	7326	5.4	1966	1.6
	その他の医業収益		6529	4.3	8067	5.9	9821	8.2
介護収益			2807	1.9	2784	2	0	0
		施設サービス収益	0	0	0	0	0	0
		居宅サービス収益	2568	1.7	2351	1.7	0	0
		その他の介護収益	239	0.2	433	0.3	0	0
医療・介護費用			**141693**	**94**	**128964**	**94.3**	**114977**	**95.7**
		給与費	**76011**	**50.4**	**67950**	**49.7**	**67619**	**56.3**
		医薬品費	21087	14	20764	15.2	20706	17.2
		材料費	4622	3.1	3899	2.8	556	0.5
		委託費	5326	3.5	5557	4.01	2130	1.8
		減価償却費	5243	3.5	4626	3.4	3449	2.9
		その他の医療介護費用	29148	19.3	25981	19	20104	16.7
損益差額			9034	6	7863	5.7	5128	4.3
税金			1860	1.2	1654	1.2	543	0.5
税引き後の総損益差額			**7175**	**4.8**	**6209**	**4.5**	**4584**	**3.8**

小児科	外科	整形外科	皮膚科	泌尿器科	産婦人科	眼科	耳鼻咽喉科		2 歯科		3 薬局
990	1,477	1,369	758	2,958	1,204	839	982		1,500		1,268
1,027	1,259	1,414	594	2,187	875	697	777		1,405		1,172
765	1,081	1,183	687	2,715	972	736	794		1,351		1,167
949	1,624	1,245	643	2,797	858	938	803		1,168		1,090
1,057	1,506	1,192	737	2,147	1,067	1,126	1,102		1,410		1,265
927	1,127	1,155	802	1,146	1,017	1,219	788		1,142		1,110
874	1,238	1,066	928	2,167	853	750	794		1,227		1,187
982	1,461	1,091	616	2,020	1,010	865	812		1,195		1,251
892	1,422	1,308	618	1,049	974	892	714		1,120		1,104
919	1,357	1,174	654	1,444	949	931	734		1,172		1,187
957	1,240	1,233	639	2,273	1,051	928	812		1,175		1,086
864	1,835	1,123	638	1,667	944	874	854		1,191		1,116
1,240	1,340	1,288	704	1,094	1,098	807	1,007		1,193		1,077
945	1,211	1,229	632	1,295	939	965	713		1,249		1,056
1,000	1,111	1,118	647	781	908	825	768		1,254		1,069
864	1,277	1,400	659	5,602	878	736	867		1,272		1,186
818	1,308	1,088	576	1,651	906	924	679		1,167		1,218
948	1,464	1,355	570	2,257	919	831	743		1,144		1,234
874	1,282	1,313	601	998	952	965	706		1,254		1,351
1,005	1,384	1,229	712	858	972	827	780		1,124		1,116
804	1,260	1,167	655	3,063	1,060	930	799		1,144		1,066
964	1,344	1,401	707	1,515	957	889	981		1,187		1,110
846	1,366	1,203	620	990	922	892	741		1,106		1,084
1,035	1,407	1,307	665	2,698	913	862	821		1,263		1,338
1,042	1,666	1,106	622	1,359	830	863	628		1,114		1,165
922	1,761	1,441	690	2,571	1,099	798	879		1,254		1,390
1,032	1,514	1,405	675	2,595	1,177	821	901		1,398		1,199
1,025	1,514	1,206	639	1,640	982	844	906		1,298		1,115

平成29年度 地方厚生局各県の保険医療機関等の診療科別平均点数一覧表について-①

	1 医科	(1) 病院	一般病院	精神病院	臨床研修指定病院・大学附属病院・特定機能病院	(2) 診療所	内科（人工透析無（在宅有））	内科（人工透析無（在宅無））	内科（人工透析有）	精神・神経科
北海道事務所			53,031	38,214	58,690		1,351	1,601	5,914	1,056
青森事務所			51,035	36,031	59,166		1,124	1,169	7,307	1,314
岩手事務所			45,649	35,900	54,932		1,408	1,213	14,131	1,089
宮城事務所			49,090	37,077	58,453		1,580	1,234	6,583	1,105
秋田事務所			50,457	36,816	55,130		1,507	1,328	3,766	1,607
山形事務所			48,447	40,420	57,121		1,375	1,213	6,685	1,949
福島事務所			46,337	36,263	58,079		1,372	1,244	6,747	1,107
茨城事務所			45,535	35,250	60,472		1,209	1,446	12,461	1,232
栃木事務所			50,483	36,137	63,357		1,247	1,436	6,924	1,382
群馬事務所			51,628	38,447	57,496		1,133	1,341	5,983	1,160
埼玉事務所			49,187	38,983	61,868		1,129	1,417	8,490	1,401
千葉事務所			50,453	37,684	60,330		1,294	1,848	13,367	1,010
東京事務所			50,143	37,440	61,696		1,180	1,623	9,145	1,481
神奈川事務所			51,367	38,272	59,774		1,232	1,607	12,118	1,195
新潟事務所			47,187	36,786	56,719		1,173	1,331	7,164	974
山梨事務所			48,233	38,717	58,676		1,054	1,308	10,622	811
長野事務所			49,943	36,632	58,730		1,120	1,260	7,352	1,156
富山事務所			47,392	35,338	57,367		1,151	1,407	4,068	1,695
石川事務所			47,814	36,712	59,302		1,239	1,368	5,834	1,190
岐阜事務所			47,011	37,241	58,661		1,289	1,478	5,521	1,345
静岡事務所			52,227	37,083	60,065		1,205	1,374	19,571	1,065
愛知事務所			50,336	38,092	58,960		1,255	1,509	12,530	1,433
三重事務所			46,478	40,901	57,979		1,206	1,403	52,476	1,128
福井事務所			43,633	34,619	61,089		1,304	1,508	3,229	1,002
滋賀事務所			50,217	37,822	59,968		1,204	1,398	6,369	1,164
京都事務所			50,891	35,638	64,121		1,314	1,584	15,010	1,179
大阪事務所			51,922	38,159	62,113		1,291	1,507	9,321	1,400
兵庫事務所			52,999	38,805	59,534		1,271	1,446	9,757	1,328

小児科	外科	整形外科	皮膚科	泌尿器科	産婦人科	眼科	耳鼻咽喉科		2 歯科		3 薬局
912	1,368	1,100	615	5,160	967	840	816		1,156		1,063
995	1,786	1,347	617	1,342	956	803	798		1,284		1,236
944	1,132	1,065	621	797	831	924	768		1,231		1,243
849	1,341	1,079	635	934	887	762	723		1,229		1,186
977	1,324	1,387	630	991	925	908	715		1,280		1,124
907	1,747	1,334	747	1,132	1,003	841	750		1,353		1,132
1,011	1,466	1,411	587	1,145	916	841	752		1,297		1,122
990	1,368	1,426	609	1,108	1,100	797	768		1,343		1,225
935	1,417	1,088	528	807	946	1,091	898		1,339		1,235
949	1,617	1,275	567	978	1,038	826	736		1,180		1,198
848	1,895	1,401	684	1,043	1,065	852	748		1,308		1,311
1,064	1,479	1,245	643	2,414	829	810	810		1,340		1,030
1,056	1,390	1,313	612	2,786	737	818	629		1,256		1,069
901	1,439	1,226	599	982	867	786	702		1,218		1,119
983	1,321	1,349	665	1,287	964	919	853		1,250		1,075
892	1,392	1,377	656	1,632	1,006	1,025	794		1,383		1,191
966	1,463	1,167	746	3,322	850	893	982		1,383		1,047
787	1,551	2,078	560	2,635	945	869	715		1,231		1,029
838	1,395	1,339	717	3,341	895	1,111	723		1,298		1,023
944	1,420	1,273	654	1,902	958	879	799		1,252		1,158

指導対象となる保険医療機関の選定
レセプト1件当たりの平均点数が各都道府県の平均点数の一定割合(病院にあっては1.1倍、診療所にあっては1.2倍)を超えるものであり、かつ、前年度及び前々年度に集団的個別指導又は個別指導を実施した保険医療機関を除き、類型区分ごとの保険医療機関の総数の上位より概ね8％の範囲に位置する保険医療機関（取扱い件数が10件未満の保険医療機関を除く)を指導対象とする。

区分最高値

区分最底値

平成29年度 地方厚生局各県の保険医療機関等の診療科別平均点数一覧表について-②

	1 医科	（1）病院	一般病院	精神病院	臨床研修指定病院・大学附属病院・特定機能病院	（2）診療所	内科（人工透析無（在宅有））	内科（人工透析無（在宅無））	内科（人工透析有）	精神・神経科
奈良事務所			50,976	37.773	60,981		1,250	1,444	28,050	1,487
和歌山事務所			50,896	35,567	62,156		1,293	1,465	9,025	1,001
島根事務所			48,680	40,774	59,740		1,014	1,076	8,645	1,043
鳥取事務所			48,206	37,334	59,933		1,196	1,492	6,787	2,546
岡山事務所			45,704	38,795	66,532		1,414	1,579	5,399	1,413
広島事務所			48,380	38,435	60,730		1,373	1,592	8,730	1,305
山口事務所			47,838	36,869	62,292		1,269	1,478	3,983	1,501
香川事務所			45,758	37,650	62,410		1,359	1,507	3,463	1,109
徳島事務所			48,965	36,794	60,976		1,284	1,598	25,722	811
愛媛事務所			45,858	37,940	60,070		1,235	1,565	5,177	1,290
高知事務所			47,439	37,958	64,298		1,358	1,625	4,299	965
福岡事務所			50,435	38,912	64,530		1,239	1,465	9,624	1,121
佐賀事務所			48,315	36,475	65,383		1,234	1,440	21,652	1,265
長崎事務所			48,138	36,398	60,895		1,311	1,530	5,134	886
熊本事務所			46,971	35,623	64,065		1,294	1,454	5,670	1,004
大分事務所			47,892	36,455	60,695		1,314	1,480	4,229	1,295
宮崎事務所			47,144	35,506	61,704		1,294	1,522	4,963	1,228
鹿児島事務所			48,248	35,246	65,295		1,319	1,593	13,594	1,728
沖縄事務所			51,123	39,288	50,001		1,012	1,247	6,510	1,598
全国平均			48,853	37,346	60,458		1,261	1,442	9,981	1,267

小児科	外科	整形外科	皮膚科	泌尿器科	産婦人科	眼科	耳鼻咽喉科		2 歯科		3 薬局

平成29年度 地方厚生局各県の保険医療機関等の診療科別平均点数一覧表について-③

	1 医科	（1）病院	一般病院	精神病院	臨床研修指定病院・大学附属病院・特定機能病院	（2）診療所	内科（人工透析無（在宅有））	内科（人工透析無（在宅無））	内科（人工透析有）	精神・神経科

（参考）各地方厚生局「レセプト1件あたりの平均点数」データ集

北海道内の保険医療機関等の診療科別平均点数一覧表（平成29年度）
https://kouseikyoku.mhlw.go.jp/hokkaido/iryo_shido/hoken-kikan.html

平成29年度 東北厚生局管内保険医療機関等の診療科別平均点数一覧表
http://kouseikyoku.mhlw.go.jp/tohoku/shido_kansa/heikinn.html

平成29年度 関東信越厚生局管轄保険医療機関等の診療科別平均点数一覧表
http://kouseikyoku.mhlw.go.jp/kantoshinetsu/gyomu/gyomu/hoken_kikan/index.html#shinryoukabetuheikintensuu

平成29年度 東海北陸厚生局管内保険医療機関等の診療科別平均点数一覧表
http://kouseikyoku.mhlw.go.jp/tokaihokuriku/iryo_shido/heikintensu.html

平成29年度 近畿厚生局管轄保険医療機関等の診療科別平均点数一覧表
http://kouseikyoku.mhlw.go.jp/kinki/gyomu/gyomu/hoken_kikan/index.html

平成29年度 中国四国厚生局 各県内の保険医療機関等の診療科別平均点数一覧表について
http://kouseikyoku.mhlw.go.jp/chugokushikoku/gyomu/gyomu/hoken_kikan/

平成29年度 四国厚生支局 各県内の保険医療機関等の診療科別平均点数一覧表について
http://kouseikyoku.mhlw.go.jp/shikoku/gyomu/gyomu/hoken_kikan/

平成29年度 九州厚生局管内の保険医療機関等の診療科別平均点数一覧表
https://kouseikyoku.mhlw.go.jp/kyushu/gyomu/gyomu/hoken_kikan/tsuchi/hokeniryoukikan.html

クリニックの最大の収益源である
レセプト作成ミスを防ぐポイント

●レセプト審査で問題が見つかり改善の必要ありとされた場合は「指導」を受ける

さて、いざクリニックを開業して、診療報酬の請求を行う際は、レセプトを支払基金（社保）、国保連合会（国保）に提出して、レセプトの審査を受けます。

レセプトの審査を受けた結果、改善の必要性があると判断された場合は、指導の対象となります。

ここで取り上げる資料（49～76ページ参照）は、平成28年に関東信越厚生局で実施した個別指導において改善を求められた指摘事項になります。

クリニック開業後は、診療報酬請求業務は主に事務職員が担当することになると思いますが、最終的には院長の目でも確認をしておくことが必要です。

事務職員のスキルによっては減点や返戻が多くなることも予想されますが、なにより請求漏れ（実際に診療が行われているが、請求に反映されていない等）について気が付かないケースが多くなってしまいます。

診療に関わっていない事務職員にこのチェックをさせること自体に無理がありますが、経験が豊富な職員であれば、気付けることもあります。

ただ、クリニックにこのような人材が必ず配置されているとは限らないため、レセプトの質を向上させるためにも院長の最終チェックは重要だといえます。

日々の診療で疲れているところへもってきて、さらにレセプトの点検をするとなるとかなりのストレスになると思いますが、レセプトはクリニックの最大の収益源であり、院長の収入にも直結することなので、ぜひ、最終確認をお願いいたします。

私がコンサルティングでお伺いさせていただくクリニックの多くは、レセプト作成の過程に問題が生じていることが大半です。日々の診療に追われ疎かになりがちな事だとは思いますが、「最大の収入源」という意識を強く持ち、点検にあたっていただければと思います。

そのようなレセプト業務を遂行していく上で、各厚生局が公表している指摘事項についても院長をはじめ、請求を担当する事務職員も共有しておくことが必要です。

レセプトというのは、保険診療である以上、厚生労働省の定めたルールに則って行うことになります。この診療におけるルールを定めているのがいわゆる療担といわれている、「保険医療機関及び保険医療養担当規則」になります。この療担に則って審査も行われていますが、医療機関が実施した診療について指導したものをまとめたものが今回掲載したような資料になります。

担当されている診療科によって注目すべきポイントは異なりますが、傷病名や医学管理等についてはどの医療機関でも共通する事項として把握しておくことが必要です。

特に傷病名については、主病の取り扱いなど診療報酬を算定する上でもポイントになり

レセプト点検報告書　事例①

日　時　　平成30年3月○日
内　容　　平成30年2月診療分
枚　数　　113枚
疑義数　　48件(42.5%)
　　　　　内訳→傷病名関連37件、処方関連2件、処置関連8件、手術関連2件、医学管理等6件、注射関連0件、検査関連1件
点検内容　紙レセプト上での整合性確認

ますので、ご留意いただければと思います。

46～48ページの「レセプト点検報告書」事例①～事例⑤の図は、実際の医療機関で点検を行った際の報告書の一部になります。

この図を見ていただくとおわかりの通り、かなり修正が多くあります。実際に調査した医療機関においても、事務職員が正社員で配置されており、レセプトもそれなりに経験していますが、このような結果になっています。

精度の高いレセプトを作成するのは、想像以上に大変であるといえますので、各診療所でも対策を検討することが必要です。

レセプト点検報告書　事例②

日　時　平成30年4月○日
内　容　平成30年3月診療分
枚　数　289枚(月遅れ5枚含む)
疑義数　31件(10.7%)
内訳→傷病名関連29件、
処方関連2件
点検内容　電子カルテによる診療内容確認（処方内容の突合確認含む)及び修正入力、総括、電子請求、月遅れ処理、向精神薬多剤投与に係る

レセプト点検報告書　事例③

日　時　平成30年5月○日
内　容　平成30年4月診療分
枚　数　272枚
疑義数　23件(8.46%)
内訳→傷病名関連21件、処方関連2件
点検内容　電子カルテによる診療内容確認（処方内容の突合確認含む）及び修正入力、総括、電子請求

レセプト点検報告書　事例④

日　時　　平成29年12月〇日
内　容　　平成29年12月診療分
枚　数　　約180枚
疑義数　　55件(30.5%)
内訳→傷病名関連35件、処方関連7件、手術関連6件、医学管理等2件、その他5件
点検内容　電子カルテによる診療内容確認（処方内容の突合確認含む）及び紙レセプト上での整合性確認

レセプト点検報告書　事例⑤

日　時　　平成30年6月〇日
内　容　　平成30年5月診療分
枚　数　　124枚
疑義数　　39枚(31.5%)
内訳→傷病名関連31件、処方関連2件、処置/手術関連3件、医学管理等5件、画像/検査関連1件
点検内容　紙レセプト上での整合性確認

減点や返戻ミスをなくすためにはレセプト査成時にここに注意しよう！

■平成28年度に実施した個別指導において保険医療機関（医科）に改善を求めた主な指摘事項

関東信越厚生局

【目次】

（8）精神科専門療法

（9）処置

（10）手術

（11）麻酔

（12）病理診断

Ⅱ　入院時食事療養・生活療養に係る事項

Ⅲ　事務的取扱いに係る事項等

【凡例】

文中の記号については、それぞれ下記の内容を示している。

◎総論的な事項

○個別内容に関する事項

※医療機関の体制、もしくは、診療報酬請求事務に係る事項

Ⅰ　診療に係る事項

1．診療録等

（1）診療録

◎診療録の取扱いが不適切なので改めること。診療録は保険請求の根拠となるものであり、保険医は診療の都度、遅滞なく必要事項を記載すること。

（2）診療録の記載内容

◎診療録に必要事項の記載が乏しい例が認められたので改めること。
・診療の開始年月日、終了年月日、転帰欄の記載がない、又は不備である。
・主訴の記載がない。
・症状、所見、治療内容、治療計画等の記載が乏しい。
・主傷病の表示がない。
・日々による診療内容の記載がまったくない。
・日々による診療内容の記載が極めて乏しい。
・日々による診療内容の記載が乏しい。
○診療録の記載が乱雑なため判読困難な例が認められたので、第三者にも判読できるような記載に努めること。
○傷病名欄の1行に複数の傷病名が書かれている例が認められた。1行には1傷病名のみを記載すること。
○診療録に医師の署名がない。複数の保険医による診療が行われる場合は、責任の所在を明確にするため、診療の都度、診療録に署名又は記名・押印等を行うこと。

（3）診療録の記載方法

○診療録の修正は、修正前の内容が判読できるよう二重線で行うこと。
○診療録では以下の記載方法は避けること。

・鉛筆書き
・欄外記載
・不適切な空行処理
・修正液及び修正テープによる訂正
・塗りつぶしによる訂正
・独自の略称使用

2. 傷病名等

（1） 傷病名

◎医学的に妥当性のある傷病名を記載すること。
○傷病名が症状・所見及び検査結果等の根拠に基づかない例が認められたので改めること。
○傷病名については適宜見直しを行い、中止、治ゆなどの転帰を記載し病名整理すること。
・急性疾患でありながら、長期にわたってその転帰が未記載である。
○単なる状態や症状を傷病名として記載している例が認められたので改めること。
・筋肉痛、食欲不振、頭痛、疼痛、冷え性、めまい
○傷病名に、部位・左右・急性・慢性等の記載がない例が認められたので改めること。
・部位の記載がない例
　変形性関節症、湿疹、接触皮膚炎、
・左右・急性・慢性等の記載がない例

変形性膝関節症、急性結膜炎、気管支炎、胃炎、湿疹、足白癬、白内障、咽頭炎、鼠径ヘルニア、皮膚角化症

○傷病名を整理しないで、重複して付けていた例が認められたので改めること。

・「アルツハイマー」と「認知症」
・「胃炎」と「慢性胃炎」
・「胃腸炎」と「慢性胃炎」
・「関節リウマチ」と「膠原病」
・「高コレステロール血症」と「高脂血症」
・「糖尿病」と「2型糖尿病」

○長期間整理されていない疑い病名の例が認められたので改めること。

○「疑い」の傷病名を「確定病名」としている。

○「確定病名」を「疑い」の傷病名としている。

(2) 診療報酬明細書に記載された傷病名

◎検査、投薬等の査定を防ぐ目的で付けられた医学的な診断根拠がない傷病名の記載が認められたので改めること。

・いわゆるレセプト病名が見られる。

(いわゆるレセプト病名の例)

心臓弁膜症の疑い、胃潰瘍、胃炎、肝機能障害の疑い、肝炎の疑い、B型肝炎の疑い、C

型肝炎の疑い、肝硬変症の疑い、糖尿病の疑い、膵がんの疑い、大腸がんの疑い、腎機能低下の疑い、腎機能障害の疑い、慢性膀胱炎の疑い、前立腺がんの疑い、貧血の疑い、低カリウム血症、統合失調症、ビタミン欠乏症

（3）診療録と診療報酬明細書の不一致

○診療報酬明細書の内容が、診療録に記載された内容と一致しない例が認められたので改めること。

3．基本診療料

（1）初診料

○初診料の算定要件を満たしていない例が認められたので改めること。

・診療継続中の患者について、新たに発生した他の傷病で初診料を算定

・明らかに同一の疾病又は負傷であると推測される場合の診療について算定

○初診時の主訴、現病歴及び既往歴の記載が乏しい。

（2）再診料

○再診料を算定出来ない例が認められたので改めること。

・電話再診について、医師から患者に対して連絡した事案に対して算定している。

・同日受診の再診料について、一連の医療行為に対して算定している。

・健康診断と併せて実施したものを算定している。

・検体を持参しただけの場合に算定している。

・必要な指示を行っていないにもかかわらず算定している。
・施設入所者への特別な必要のない診療に対する再診料の算定している。
○外来管理加算の算定において、不適切な例が認められたので改めること。
・患者からの聴取事項や診察所見の要点の記載がない、又は記載内容が乏しい。
・患者を診察せずに看護にあたっている者から症状を聴取したものを算定している。
・同日に、精神科専門療法が行われているにもかかわらず算定している。
○地域包括診療加算の算定において、不適切な例が認められたので改めること。
・患者の同意を得ていないのに算定している。
・投薬内容についての診療への記載が不十分である。

(3) 入院料等・入院診療計画

○入院診療計画書の記載が不備である例が認められたので改めること。
・入院診療計画書の策定がない。
・入院診療計画書の様式が基本診療料の施設基準等の別添6(別紙2)を参考とした様式になっていない。
・説明に用いた文書の写しを診療録に添付していない。
・説明を受けた患者又は家族の署名がない又は一部不備である。
・「その他(看護、リハビリテーション等)」の記載が画一的で個々の患者の病状に応じて作成されていない。

・症状、治療計画、全身状態の評価、検査内容、看護計画、リハビリテーション等の計画の記載がない、又は記載内容が乏しい。
・特別な栄養管理の必要性の有無の記載がない。
・特別な栄養管理の必要性が適切に取り扱われていない。

(4) 入院料等・院内感染防止対策

○院内感染防止対策を適正に実施していない例が認められたので改めること。
・感染情報レポートが週一回程度作成されていない。

(5) 入院料等・医療安全管理体制

○医療安全管理体制を適正に実施していない例が認められたので改めること。
・安全管理の責任者等で構成される医療安全管理委員会を月1回程度開催していない。

(6) 入院料等・褥瘡対策

○褥瘡対策を適正に実施していない例が認められたので改めること。
・褥瘡対策の診療計画は、専任医師及び専任看護職員が適切に作成すること。
・褥瘡対策に関する診療計画書は、「基本診療料の施設基準等及びその届出に関する手続きの取扱いについて（H28・3・4 保医発0304第1号）」の別添6（別紙3）を参考の上、専任医師及び専任看護職員が適切に作成すること。
・褥瘡対策の診療計画は、既に褥瘡を有する患者だけでなく、入院時に日常生活の自立度が低い患者につき、褥瘡に関する危険因子の評価を行い、褥瘡に関する危険因子のある患者についても作成すること。

(7) 入院料等・栄養管理体制

○栄養管理を適正に実施していない例が認められたので改めること。
・入院時に患者の栄養状態を、医師、看護職員、管理栄養士が共同して確認すること。
・栄養管理手順書について、医師、看護職員、管理栄養士、その他医療従事者が共同して栄養管理を行う体制とした内容とすること。

(8) 入院基本料

○入院基本料の看護要員数等の検証が適正に行われていないので改めること。
・看護師の実勤務時間の算出において、出勤していない時間を誤って算入している。
・看護師の実勤務時間の算出において、院外での研修に出席した時間を算入している。
○重症度、医療・看護必要度に係る評価を導く根拠を記録すること。
○療養病棟入院基本料に係る医療区分・ADL区分の評価について、不適切な例が認められたので改めること。
・医療区分の評価が適切に行われていない。

(9) 入院基本料等加算

① 救急医療管理加算

○救急医療管理加算の算定において、重症と認められない患者について算定している例が認められたので改めること。

○救急医療管理加算の算定において、重篤な状態である根拠を示す記載が不十分である、又は患者の状態が記載されていない例が認められたので改めること。

②医療安全対策加算2

○医療安全管理部門の業務並びに安全管理者の具体的な業務内容について整備し、適切に実施の上、その内容を記録すること。

③感染防止対策加算2

○保険医療機関の見やすい場所に院内感染防止対策に関する取組事項を掲示すること。

○感染防止対策部門を設置し、当該部門内に感染制御チームを組織すること。

4. 特掲診療料

(1) 医学管理等

◎医学管理料の算定において、必要事項の記載が乏しい診療録が見られ、また、判読できない例が認められたので改めること。この項目の算定に当たっては、特に、指導内容・治療計画等の診療録に記載すべき事項が、算定要件としてそれぞれの医学管理料ごとに定められていることに留意すること。

①特定疾患療養管理料

◎特定疾患療養管理料の算定において、診療録に療養上の管理内容の要点の記載がない、乏しい、又は画一的な例が認められたので改めること。

○特定疾患療養管理料の算定において、主病を中心とした療養上必要な管理が行われていない例が認められたので改めること。

※請求事務（診療報酬明細書作成）に係る事項・厚生労働大臣が定める疾患を主病としない患者について算定

②特定薬剤治療管理料

◎特定薬剤治療管理料の算定において、診療録に薬剤の血中濃度、治療計画の要点の記載がない、又は記載内容が乏しい例が認められたので改めること。

③悪性腫瘍特異物質治療管理料

◎悪性腫瘍特異物質治療管理料の算定において、不適切な例が認められたので改めること。

・診療録に腫瘍マーカー検査の結果の記載がない。

・診療録に治療計画の要点の記載がない、又は記載内容が乏しい。

・確定診断されている患者以外に算定している。

・腫瘍マーカー検査を当該管理料で算定している。

④心臓ペースメーカー指導管理料

◎心臓ペースメーカー指導管理料の算定において、不適切な例が認められたので改めること。

・計測した機能指標の値及び指導内容の要点を診療録に記載していない。

⑤小児特定疾患カウンセリング料

○小児特定疾患カウンセリング料の算定において、診療録に診療計画及び診療内容の要点の記載がない、乏しい、又は画一的な例が認められたので改めること。

⑥てんかん指導料

○てんかん指導料の算定において、診療録に診療計画及び診療内容の要点の記載がない、乏しい、又は画一的な例が認められたので改めること。

⑦難病外来指導管理料

○難病外来指導管理料の算定において、診療録に診療計画及び診療内容の要点の記載がない、乏しい、又は画一的な例が認められたので改めること。

⑧皮膚科特定疾患指導管理料

○皮膚科特定疾患指導管理料の算定において、診療録に診療計画及び診療内容の要点の記載がない、又は記載内容の乏しい例が認められたので改めること。

○皮膚科特定疾患指導管理料を算定するにあたり、皮膚科及び皮膚泌尿器科の専任でない医師が指導管理を行っている例が認められたので改めること。

⑨外来栄養食事指導料・入院栄養食事指導料

○外来・入院栄養食事指導料の算定において、不適切な例が認められたので改めること。

・診療録に、医師が管理栄養士に対して指示した事項の記載がない、又は記載内容が乏しい。

・栄養指導記録に指導時間が記載されていない。

⑩在宅療養指導料

○在宅療養指導料の算定において、診療録に保健師又は看護師への指示事項の記載がない例が認められたので改めること。

⑪慢性維持透析患者外来医学管理料

○慢性維持透析患者外来医学管理料の算定について、診療録に管理内容の要点記載が乏しいので改めること。

○慢性維持透析患者外来医学管理料の算定について、計画的な治療管理が行われていないので改めること。

⑫喘息治療管理料

○喘息治療管理料の算定について、診療録に計画的な治療管理に関する記載がない例が認められたので改めること。

⑬慢性疼痛疾患管理料

○慢性疼痛疾患管理料の算定について、診療録に療法の実施内容の記載が乏しいので改めること。

⑭耳鼻咽喉科特定疾患指導管理料

○耳鼻咽喉科特定疾患指導管理料の算定において、診療録に診療計画及び指導内容の要点の記載がない、又は記載内容の乏しい例が認められたので改めること。

⑮がん性疼痛緩和指導管理料

○がん性疼痛緩和指導管理料の算定において、診療録に麻薬の処方前の疼痛の程度、麻薬の処方後の効果判定、副作用の有無、治療計画及び指導内容の要点の記載がない例が認められたので改めること。

⑯乳幼児育児栄養指導料

○乳幼児育児栄養指導料の算定において、診療録に指導の要点の記載が乏しい例が認められたので改めること。

⑰生活習慣病管理料

○生活習慣病管理料の算定において、不適切な例が認められたので改めること。
・療養計画書が作成されていない。
・療養計画書の記載に不備がある。
・初回の療養計画書を交付した後、継続の療養計画書が4月に1回以上交付されていない。
・療養計画書の写しが添付されていない。

⑱ニコチン依存症管理料

○ニコチン依存症管理料の算定において、診療録に治療管理の要点の記載が不十分である。

⑲肺血栓塞栓症予防管理料

○肺血栓塞栓症予防管理料を算定するにあたり、関係学会から示されている標準的な管理方法に沿った医学管理が行われていない例が認められたので改めること。

⑳小児かかりつけ診療料

○小児かかりつけ診療料の算定において、診療録への指導内容の記載が乏しいので改めること。
○継続診療中の患者に対して、転帰を治癒とし、改めて小児かかりつけ診療料（処方せんを交付する場合／初診時）を算定しているので改めること。

㉑退院時リハビリテーション指導料

○退院時リハビリテーション指導料の算定において、診療録に指導（又は指示）内容の要点の記載がない、又は記載内容の乏しい例が認められたので改めること。

㉒薬剤管理指導料

○薬剤管理指導料の算定において、薬剤管理指導の指導内容の記載が不十分な例が認められたので改めること。

○薬剤管理指導料2について、特に安全管理が必要な医薬品に関し、薬剤管 理指導記録に服薬指導及びその他の薬学的管理指導の内容記載が乏しいので改めること。

㉓診療情報提供料

○診療情報提供料（Ⅰ）の算定において、不適切な例が認められたので改めること。

・主治医が自らに対して情報提供したものについて算定している。

・紹介元医療機関への再受診を伴わない患者紹介の返事について算定してい る。

・紹介先の機関名が記載されていない。

・診療録に提供した文書の写しを添付していない。

○退院時診療情報等添付加算について、必要な情報を添付していないものについて算定しているので改めること。

※請求事務（診療報酬明細書作成）に係る事項・「診療情報提供料（Ⅰ）」で算定すべきところ「診療情報提供料（Ⅱ）」で算定

㉔薬剤情報提供料

○薬剤情報提供料の算定において、不適切な例が認められたので改めること。
・診療録に薬剤情報を提供した旨の記載がない。

(2) 在宅医療

①往診料

○往診料の算定において、定期的ないし計画的に患家に赴いて診療を行っている例が認められたので改めること。
○患家の求めによらない往診料の算定が認められた。

②在宅患者訪問診療料

○在宅患者訪問診療料の算定において、不適切な例が認められたので改めること。
・診療録に訪問診療の診療内容の要点の記載がない、又は記載内容が乏しい。
・同意書が作成されていない。
・同意書が診療録に添付されていない。
・診療時間及び診療場所について診療録に記載していない。

③在宅時医学総合管理料

○在宅時医学総合管理料の算定において、不適切な例が認められたので改めること。
・診療録に在宅療養計画及び説明の要点等の記載がない、又は記載内容が乏しい。
・在宅療養計画書の内容が同一で、漫然と繰り返されている例が見られたので患者の症状にあった内容で作成すること。

④在宅自己注射指導管理料

○在宅自己注射指導管理料の算定において、診療録に当該在宅療養を指示した根拠、指示事項、指導内容の要点の記載がない、又は記載内容の乏しい例が認められたので改めること。

○在宅自己注射指導管理料の算定において、在宅自己注射導入前に、入院又は週2回以上の外来、往診若しくは訪問診療により、医師による十分な教育期間をとった、十分な指導を行っていない。

⑤在宅酸素療法指導管理料

○在宅酸素療法指導管理料について、診療録に当該在宅療養の指示事項、指示内容の要点記載が乏しい例が認められたので改めること。

⑥血糖自己測定器加算

○血糖自己測定器加算の算定において、測定記録に基づく指導が実施されていない例が認められたので改めること。

⑦在宅酸素療法指導管理料

○在宅酸素療法指導管理料の算定において、診療録に当該在宅療養を指示した根拠、指示事項、指導内容の要点の記載がない、又は記載内容の乏しい例が認められたので改めること。

⑧在宅妊娠糖尿病患者指導管理料

○在宅妊娠糖尿病患者指導管理料の算定において、診療録に当該在宅療養を指示した根拠、指示事項、指導内容の要点の記載がない、又は記載内容の乏しい例が認められたので改めること。

⑨在宅人工呼吸指導管理料

○在宅人工呼吸指導管理料の算定において、診療録に当該在宅療養を指示した根拠、指示事項、指導内容の要点の記載がない、又は記載内容の乏しい例が認められたので改めること。

⑩在宅自己疼痛管理料

○在宅自己疼痛管理料の算定において、診療録に当該在宅療養を指示した根拠、指示事項、指導内容の要点の記載がない、又は記載内容の乏しい例が認められたので改めること。

⑪在宅寝たきり患者処置指導管理料

○在宅寝たきり患者処置指導管理料の算定において、診療録に当該在宅療養を指示した根拠、指示事項、指導内容の要点の記載がない、又は記載内容の乏しい例が認められたので改めること。

⑫在宅持続陽圧呼吸療法指導管理料

○在宅持続陽圧呼吸療法指導管理料の算定において、診療録に当該在宅療養を指示した根拠、指示事項、指導内容の要点の記載がない、又は記載内容の乏しい例が認められたので改めること。

⑬在宅自己腹膜灌流指導管理料

○在宅自己腹膜灌流指導管理料の算定において、診療録に当該在宅療養を指示した根拠、指示事項、指導内容の要点の記載がない、又は記載内容の乏しい例が認められたので改めること。

⑭在宅自己導尿指導管理料

○在宅自己導尿指導管理料の算定において、診療録に当該在宅療養を指示した根拠、指示事項、指導内容の要点の記載がない、又は記載内容の乏しい例 が認められたので改めること。

(3) 検査

◎検査の算定で不適切な例が認められたので改めること。検査は個々の症状・所見に応じ、必要な項目を選択し、段階を踏み、漫然と実施することなく、その結果は適宜評価し治療に反映されたい。

①必要性

○必要性のない又は乏しい検査の例が認められたので改めること。

・診療録にその必要性の記載がない。

（検査の例）

尿沈渣（鏡検法）、末梢血液像（自動機械法）、ヘモグロビンA1c（HbA1c）、遊離トリヨードサイロニン（FT3）、遊離サイロキシン（FT4）、腫瘍マーカー（TM）、癌胎児性抗原（CEA）、前立腺特異抗原（PSA）、CA19-9、梅毒血清反応（STS）定性、梅毒トレポネーマ抗体定性、HBs抗原定性・半定量、C反応性 蛋白（CRP）定性、C反応性蛋白（CRP）・検査が症状・所見等に応じて適正に行われていない。

（検査の例）

細菌培養同定検査、生化学的検査（Ⅰ）判断料、生化学的検査（Ⅱ）判断料

・医学的に必要性が認められない。

（検査の例）

超音波検査

②回数過剰

○必要以上に実施回数が多い検査の例が認められたので改めること。

・赤血球沈降速度（ＥＳＲ）、Ｃ反応性蛋白（ＣＲＰ）定性、Ｃ反応性蛋白（ＣＲＰ）

③その他

○呼吸心拍監視について、診療録に要点の記載（観察した呼吸曲線心電曲線、心拍数などの観察結果）がない。

○腫瘍マーカー検査について、診察及び他の検査・画像診断等の結果から悪性腫瘍の患者であると強く疑われる以外の者に対して実施している。

○健康診断と思われる検査の例が認められたので改めること。

○算定要件を満たさない検査が認められたので改めること。

・腫瘍マーカー検査

（4）画像診断

◎画像診断の算定において、実施した画像診断の必要性、結果及び結果の評価について、診療録への記載がない、又は記載内容の乏しい例が認められたので改めること。

○コンピューター断層撮影について、医学的な必要がない。

（5）投薬

◎投薬の算定において、診療録に必要事項の記載が乏しい例が認められたので改めること。

◎投薬について、不適切な例が認められたので改めること。投薬に当たっては、その必要性を十分に考慮した上で、適応、用法、用量等の医薬品、医療機器等の品質、有効性及び安全性の確保に関する法律（医薬品医療機器等法）の承認事項を厳守して使用すること。また、治療効果判定を行い、漫然と投与することのないよう注意されたい。

①禁忌投薬

・消化性潰瘍のある患者に対するアセリオ注の投与

②適応外投与

・イソジンガーグル液7％、ネキシウムカプセル、コロネル錠、ヒアレイン点眼液、マグラックス錠330㎎、メコバラミン錠

③類似薬効の薬剤の重複投与

・「ネキシウムカプセル」と「ガスター注射液」
・「ガスターD錠」と「タケプロンOD錠」

④特定疾患処方管理加算

※請求事務（診療報酬明細書作成）に係る事項
・厚生労働大臣が定める疾患を主病としない患者について算定

○ビタミン剤の投与が必要かつ有効と判断した趣旨の診療録への記載が不十分な例が認められたので改めること。

（6）注射

◎注射について、不適切な例が認められたので改めること。注射の使用に当たっては、その必要性を十分に考慮した上で、適応、用法、用量等の医薬品医療機器等法上の承認事項を厳守して

使用すること。

①適応外使用

・フェブリク錠

②長期漫然投与（適宜効果判定が行われずに漫然と行われている投薬）

・セルシン注射液５ｍｇ

③治療上の必要性がない、又は乏しい、あるいは不明確な注射

・必要性に乏しい薬剤が点滴注射に使用されている。

○注射において、症状・所見等に応じて適正に行われていない例が認められたので改めること。

○注射において、必要性、効果性及び結果・評価の記載に不備が認められたので改めること。

（7）リハビリテーション

◎疾患別リハビリテーションにおいて不適切な例が認められたので、適応を症状、所見に応じ、妥当適切に判断した上で施行し、漫然と治療することなく適宜効果判定を行うこと。

◎疾患別リハビリテーションの実施に当たっては、医師は定期な機能検査等をもとに、その効果判定を行い、定められた様式に準じたリハビリテーション実施計画を作成する必要があることに留意し、リハビリテーションの開始時及びその後３か月に１回以上、患者に対して当該リハビリテーション実施計画の内容を説明し、診療録にその要点を記載すること。

○疾患別リハビリテーションにおける実施計画書の作成について、不適切な例が認められたので改めること。

・実施計画書が作成されていない、記載内容が乏しい、又は記載されている内容が画一的である。
・実施計画書に関して患者等へ説明していない。
・実施計画書に患者、家族等の印又は署名がない。
○疾患別リハビリテーションの算定において、不適切な例が認められたので改めること。
・個人別の訓練記録に、機能訓練の内容の要点を記載していない、又は乏しい。
・診療録に機能訓練の開始時間及び終了時間の記載がない、又は画一的である。
・発症日の取扱いが誤っている。
・起算日が医学的に妥当ではない。
○リハビリテーション総合計画評価料の算定において、不適切な例が認められたので改めること。
・リハビリテーション総合実施計画書の記載内容が乏しい。
・リハビリテーション総合実施計画書を患者又は家族に交付していない。
・リハビリテーション総合実施計画書が診療録に添付されていない。

(8) 精神科専門療法

○通院・在宅精神療法の算定において、不適切な例が認められたので改めること。
・診療録における要点の記載がない、又は記載内容が乏しい。
・診療録に当該診療に要した時間の記載がない。
・当該療法の要した時間の記載が画一的である。
○精神科ショート・ケア、精神科デイ・ケアの算定において、不適切な例が認められたので改めること。

・診療に要した時間が明確に記載されていない。

・診療計画書の記載内容が不十分である。

○精神科作業療法について、当該療法を実施した日に医師の診療がない例が認められたので改めること。

○持続性抗精神病注射薬剤治療指導管理料の算定において診療録に治療計画及び指導内容の要点の記載に不備があるので改めること。

(9) 処置

○消炎鎮痛等処置の算定において、漫然と実施されている例が認められたので改めること。

○皮膚科軟膏処置を算定しているものについて、処置した範囲を診療録に記載していないので改めること。

○膀胱洗浄について、薬液注入の費用を別に算定している例が認められたので改めること。

※請求事務（診療報酬明細書作成）に係る事項

・創傷処置において、範囲・部位の記載を誤っている

(10) 手術

○手術に係る算定において、不適切な例が認められたので改めること。

・手術内容の必要事項が記録されていない。

・処置で算定すべきものについて、手術として算定している。

・麻酔薬の使用量の記載が漏れている。
・手術記録に手術時間の記載がない。
・必要性の乏しい患者に対して輸血を実施している。
○手術において、術式等の記載がない事例が認められたので改めること。
○輸血について、輸血の必要性、危険性を患者等に対して説明した文書の記載内容を充実させること。
※請求事務（診療報酬明細書作成）に係る事項
・実際には処置であるにもかかわらず手術として算定

⑾ 麻酔

○麻酔記録について、患者氏名の記載がない事例が認められたので適切に記載するよう改めること。
○施設基準として地方厚生（支）局長に届け出た常勤の麻酔科標榜医以外の者が診察を行ったものについて麻酔管理料（Ⅰ）を算定しているので改めること。
○麻酔管理料の算定において、診療録に麻酔科標榜医による術前・術後の診療に関する記載がない例が認められたので改めること。
○麻酔管理料（Ⅱ）の算定において、麻酔前後の診察等が常勤の麻酔科標榜医の指導の下に行われていないので、適切に実施すること。
○閉鎖循環式全身麻酔について、伏臥位で行ったものを、区分を誤って算定している。

(12) 病理診断

○病理判断料の算定において、病理学的な結果に基づく病理診断の要点の記載がない、又は記載内容の乏しい例が認められたので改めること。

Ⅱ 入院時食事療養・生活療養に係る事項

特別食加算

特別食加算の算定にあたり、不適切な例が認められたので改めること。

・特別食の対象となる傷病名の記載がない。

・対象疾患がない患者に対して算定している。

・減塩食を提供している患者について、心疾患がない患者又は心疾患の病名を付与しているがその根拠がない患者に対して算定している。

Ⅲ 事務的取扱いに係る事項等

1. 診療録の様式、取扱い

○診療録が定められた様式に準じていないので改めること。

・労務不能に関する意見欄がない。

・診療終了年月日欄がない。

・2号様式に準じていない。

・3号様式を作成していない。

○保険診療の診療録が、自費診療の診療録などの「他の診療録と区別して整備」されていない例が認められたので改めること。

○「医療情報システムの安全管理に関するガイドライン」に準拠していないので改めること。（パスワードを2か月以内に更新していない）

○電子カルテについて、個々のＩＤ、パスワードが設定されていない例が認められたので改めること。

○電子カルテについて、個々のＩＤ、パスワードの管理が適正に行われていない例が認められたので改めること。

2. 届出事項等

○届出事項の変更届を提出していない例が認められたので改めること。届出事項に変更があった場合は、速やかに厚生局各事務所に届出事項の変更届を提出すること。

・管理者、標榜診療科名、診療日、診療時間の変更・保険医の異動（転入・転出）（常勤・非常勤）

3. 院内掲示

○院内掲示を適切に行っていない例が認められたので改めること。

・施設基準に関する届出事項について掲示していない。

・保険外併用療養に係る掲示がされていない。

・明細書発行に関する掲示がない。

4. 特別の療養環境の提供

○患者の同意文書の希望入退院期間、部屋番号、料金、申込日、説明者名、同意年月日が記載されていない例が認められたので改めること。

5. 保険外負担

◎保険外負担の徴収について、「療養の給付と直接関係ないサービス等の取扱いについて」を参考にして、適正化を図ること。

○不適切な保険外負担の例が認められたので改めること。

・患者の希望によらないおむつ代、病衣代

6. 一部負担金

○一部負担金の取扱いが適切でない例が認められたので改めること。

・患者、従業員、家族等から未徴収

・一部負担金に計算誤りが見られたので、的確に計算すること。

・審査支払機関において査定された診療報酬明細書について、患者に対して一部負担金の返還等の処理がされていない。

7. 領収証

○患者から費用の支払いを受ける時は、患者から請求された場合に限らず、個別の費用ごとに区分した領収証を交付すること。

第2章

クリニック開業の初期投資を抑えられる「継承開業」の基礎知識

【ケース別で見る継承案件の選び方アドバイス！】

新規開業に比べてリスクの少ない「継承開業」は今後増加することが予測される

一般診療所の開業状況は厚生労働省が公表している医療施設（静態・動態）調査・病院報告で確認することができます。

この報告書は、病院や診療所の件数や病床数及び各都道府県のデータなどがまとめられており、開業を考える場合は必ず確認することが望ましいといえます。

このデータによると、平成10年10月時点における無床診療所の数は、7万1159施設、平成20年10月は8万7583施設、平成31年2月時点では9万5309施設となっています。この20年で2万4150施設、増加していることになります。

有床診療所を含めた数では既に10万件を超えており、このまま増加が続けば、無床診療所だけでも近い将来10万件を超えてくることは確実といえます。

直近の無床診療所の数値では、平成30年1月と平成31年2月を比較すると9万4643施設から666施設増加し、9万5309施設となっています。今後も概ねこのような推移を辿ると考えられます。

当然のこととして、地域により医療環境は異なりますが、開業する場所によって開業後の収益に大きく影響することになります。開業を検討するにあたり、マーケティングを行い無理のない経営計画を立てて進めていくことが開業を成功させる第一歩といえます。

この開業ですが、大きくは新規開業と継承開業に分類されます。開業の中で約10％程度は継承開業だと考えられますが、新規開業と比較するとリスクが少なくメリットが大きいといえます。

更に開業医の高齢化、後継者不在などの影響もあり、今後、継承案件は増加することが予想されます。

この継承開業にスポットを当てて解説したいと思います。

診療所数の推移

年	月	一般診療所
平成29	2	101,500
〃	3	101,580
〃	4	101,704
〃	5	101,782
〃	6	101,840
〃	7	101,848
〃	8	101,905
〃	9	101,471
〃	10	101,581
〃	11	101,611
〃	12	101,563

年	月	一般診療所
平成30	1	101,508
〃	2	101,510
〃	3	101,608
〃	4	101,714
〃	5	101,814
〃	6	101,890
〃	7	101,902
〃	8	102,011
〃	9	102,104
〃	10	102,163
〃	11	102,196
〃	12	102,144
平成31	1	102,096
〃	2	102,115

都道府県別診療所数（平成31年2月現在）

全国	102,115
北海道	3,400
青森	880
岩手	881
宮城	1,665
秋田	808
山形	919
福島	1,353
茨城	1,740
栃木	1,453
群馬	1,554
埼玉	4,339
千葉	3,802
東京	13,487
神奈川	6,742
新潟	1,668
富山	761
石川	872
福井	570
山梨	698
長野	1,574
岐阜	1,592
静岡	2,719
愛知	5,402

三重	1,517
滋賀	1,087
京都	2,457
大阪	8,485
兵庫	5,080
奈良	1,211
和歌山	1,031
鳥取	498
島根	719
岡山	1,653
広島	2,549
山口	1,249
徳島	727
香川	825
愛媛	1,233
高知	556
福岡	4,704
佐賀	690
長崎	1,379
熊本	1,465
大分	956
宮崎	892
鹿児島	1,379
沖縄	894

第三者「継承開業」の最大のメリットは開業時にかかる費用が抑えられること

先にも述べたように開業には新規開業と継承開業に分類されます。継承開業については親族に継承する場合と第三者に継承する場合に分かれますが、ここでは第三者継承について解説していきます。

まず開業時の資金ですが、一般的な新規開業だと約5000万円程度は必要になります。もちろん、診療科や開業地、テナント開業なのか購入なのかなどの条件により大きく金額が異なりますが、不動産の購入をして開業するとなると物件にもよりますが、1億5000万円程度は必要となるでしょう。

では次に新規開業と継承開業の違いを見てみましょう。

新規開業のメリットは、自身の理想とする開業を一から構築できることにあります。

しかしながらそれに伴う費用も増加し、開業当初は銀行融資も厳しいことからかなりの自己資金が必要になります。

診療報酬は診療を行ってから約2カ月後の入金になりますが、新規開業の場合、収支が整うまでには最低でも6カ月程度は必要と考えられます。

したがって、最低でも開業にかかる費用＋半年程度の運転資金が必要になります。継承開業の場合は、当然のこととして継承費用（のれん代等）は発生しますが、スムーズに継承できれば、患者数の多少の減少があったとしても、開業後2カ月後から一定の入金が見込めます。

したがって新規開業と比較し、運転資金が低く抑えられるメリットがあります。また、職員採用に係る時間も削減できるメリットがあります。一見、軽視しがちですが、この採用活動及び研修にはかなりの時間を要します。このような視点からも継承開業のメリットは大きいといえるでしょう。

新規開業のメリット・デメリット

メリット

・自分の考えている場所、面積、設備が選択できる。
・スタッフを新規採用し研修することで、自分の考えている医療の実現がしやすくなる。

デメリット

・費用が高額である。
・開業までの期間が長くなる。
・医師会や地域の開業医とのコミュニケーションをゼロから行わないといけない。
・融資が厳しくなり多額の自己資金が必要。

継承開業のメリット・デメリット

メリット

・新規開業と比較すると施設に関する費用など、全体的に低コストである。
・自分の考えているエリアに案件があれば、短期間で開業することができる。
・新規開業では、安定的に患者を確保するには半年程度は必要になるが、既に患者がいるので、初期段階から採算ベースに乗せることが可能である。
・開業1カ月目から売り上げが立つ（入金は診療月の2か月後）ので資金調達がしやすい。
・既に業務経験があるスタッフを引き継ぐことも可能であり、新規開業のように開業前研修などが軽減できる。

デメリット

・自分の考えている案件が見つからないことがある。
・継承時の患者が減少するリスクがある。
・スタッフが退職し新規採用をしないといけないことがある。
・法人ごとの継承の場合、簿外債務リスクもあり、契約時の確認が膨大である。

クリニックの「継承開業」の実際の進め方と注意点【ケース別継承案件の見方】

●クリニックを売りたい側はトラブルを抱えていることがあるので注意！

新規開業と比較し第三者継承開業にメリットが多い事はこれまでも解説してきましたが、実際の継承案件を見てみましょう。

売却を希望されている多くは、院長の体調問題、後継者不在が原因ですが、一部何かしらのトラブルを抱えているケースもありますので、案件の調査は慎重に進めるべきです。

特に気を付けたいのは、

- **債務状況**
- **医療事故**
- **指導監査状況（減点状況）**
- **職員問題**

などが考えられます。

特に減点状況や職員問題は内部に入って確認してみないと明らかにならないことが多いので、基本契約書等で継承条件として記載しておくと良いでしょう。

減点や返戻、指導状況はレセプトを送信した際の請求書と、支払基金や国保連合会から送られてくる入金額決定通知書を確認したり、毎月送られてくる増減点通知書の内容を確認すると概ねその医療機関が審査機関からどのような位置づけなのかが判断できます。

このような確認作業は、かなり高度な診療報酬請求の知識が必要となりますので、外部の専門家もしくは信頼できる事務担当者に依頼することをお勧めします。

継承開業の場合は、特に事務長的な人材の確保が有効になります。可能なら開業するにあたり事務長候補者についても探しておくことが望ましいといえます。

継承開業の場合は先にも記載した通り、開業当初から一定の入金があります。したがって少なくとも組織が安定するまでは予算を確保し、事務長を配置するほうが良いでしょう。

もう一点確認しておくこととして、指導状況です。

売り手が正直に話してくれればいいのですが、伏せてしまった場合、指導を見抜くことは難しくなります。

ここで確認しておきたいのが、試算表や決算書になります。

個別指導などを受けた場合、過去の診療報酬の自主返還が求められることがあります。このようなケースで返金が発生した場合は、特別損失として計上されているか、売上と返金を相殺して処理している場合は、明らかに保険請求入金額が少ない月が出てきます。このようなことが見受けられる場合は、仲介業者を通じて確認するようにしましょう。

この辺りの確認作業においても高度な専門知識が必要になります。医療に精通している税理士か経験豊富な事務長を活用することが有効です。

税理士や公認会計士の有資格者でも、医療業界に精通していないとこのような見極めは困難なので、必ず医療機関に精通している専門家を選びましょう。

では、実際の継承案件を見ていきましょう。

【クリニックの継承案件・ケース①】
外来中心の一般的な内科クリニック

・地　域　　西日本エリア
・診療科　　内科、小児科
・年　商　　約1億5000万円
・職　員　　看護師3名（正社員）、事務職員4名（正社員2名・パート2名）
・開業年数　10年
・売却理由　院長の体調不良
・設　備　　X-P（デジタル）、超音波、スパイロ、尿検査、CRP等、心電図、電子カルテ、血圧計
・売却希望価格　1000万円

特徴

一般内科患者を中心に診療を行っているが、小児科を標榜しているため、予防接種等の保険外診療も多く、保険外診療だけでピーク時は5000万円／年ほど売り上げがあった。

一日の患者数は季節変動もあるが40名~50名/日程度。但し、12月~2月は70名~90名/日になる。施設基準的には改善の余地があり、更なる増収の見込みがある。施設としては駐車場も4台あり、内装も特に工事を必要とするところはなく現状のまま引き継ぐことができる。医師会にも加入しており、特定検診や定期予防接種も担当している。

継承案件の見方・選び方アドバイス!

この案件はかなりお買い得といえます。

継承によって院長が変わると2割~3割程度患者数が減少することが一般的に起こります。仮に30%程度診療報酬が減少したとしても、約1億円の収入が見込めることになります。

継承費用ものれん代の1000万円はかなり良心的な金額といえ、早々に回収することが可能です。新規開業で発生する設備費や内装工事費もほぼ掛からず初期費用をかなり抑えることができるでしょう。

ただし、相場からするとかなり安い案件なので、その理由が何かは慎重に見極める必要があります。調査した結果、大きな問題がないようでしたらかなりお勧めな案件といえます。

【クリニックの継承案件・ケース②】
訪問診療を中心としたクリニック

・地　域　　西日本エリア
・診療科　　内科、整形外科、皮膚科
・年　商　　約2億円
・職　員　　医師5名（院長1名・常勤副院長1名、非常勤3名）
　　　　　　事務長1名（正社員1名）
　　　　　　看護師6名（正社員3名・パート3名）
　　　　　　事務職員5名（正社員1名・パート4名）
　　　　　　ドライバー2名（パート2名）
・開業年数　5年
・売却理由　複数のクリニックを所有しており、一部売却希望
・設　備　　X-P（デジタル）、物理療法機器、往診車5台、電子カルテ
・売却希望価格　8000万円

特徴

訪問診療を中心にしているクリニック。約30施設の介護関連施設の訪問診療を担当している。ピーク時は約600名の訪問患者を担当していたが、現在は300名程度。

内訳は、施設患者：居宅＝9：1。

非常勤も含め5名の医師を配置しているが、内科・精神科・麻酔科を担当している。午前は外来診療も行っており、皮膚科・整形外科の患者が中心で平均20名程度。午後は完全予約制としている。在宅療養支援診療所で機能強化型の認可を受けている。夜間の体制としてファーストコールは看護師、セカンドコールは院長が対応している。

継承案件の見方・選び方アドバイス！

この案件もかなりお買い得案件といえます。のれん代の8000万円は、現在の売り上げからするとかなり短期間で回収できる可能性が高いといえます。

その理由は、訪問診療の体制としても確立されており、一般的な訪問診療で必要性が高い精神科や麻酔科、整形外科の医師も配置されているからです。更に泌尿器科の医師が配置できれば万全といえるでしょう。外来に関しては、マーケティングが必要ですが、まだまだ集患の余地はあるといえます。但し、訪問患者数がピーク時から半減している点に関しては十分な確認が必要です。

【クリニックの継承案件・ケース③】
西日本に所在する小児科及び内科クリニック

・地　域　　西日本エリア
・診療科　　小児科、内科
・年　商　　約5000万円
・職　員　　従業員数10名以下
・開業年数　非公開
・売却理由　後継者不足
・設　備　　一般的な診療機器（詳細非公開）、駐車場あり
・売却希望価格　5000万円

特徴

住宅街にある診療所。現在は診療時間を短縮しているため売り上げには変動があるが、地域的には小児～高齢者まで幅広く居住しており、戦略的に集患すればかなりの収益増が見込める。

過去に重大な指導監査もなく安定的に運営されてきた。
ただし、税務調査が一度も入ったことがなく、今後調査の可能性がある。

継承案件の見方・選び方アドバイス！

現在の売上高からすると売却価格がやや高い設定にあるといえます。

しかしながら、売却条件に関しては交渉の余地があり、金額が折り合えばいい物件といえます。

設備等についても不明なため、継承側が考えている診療に対応した設備があるかを確認します。ない場合は購入又はリースによって確保しなければならず、やや初期費用を多めに確保しておくことが必要と思われます。

【クリニックの継承案件・ケース④】
東日本の消化器系クリニック

・地　域　　東日本エリア
・診療科　　内科
・年　商　　約2億円
・職　員　　非公開
・開業年数　　非公開
・売却理由　　非公開
・設　備　　非公開
・売却希望価格　　1億円

特徴

一般的な医療法人内科クリニックであるが、内視鏡設備も有している。

他の案件と比較するとやや高額な売却価格であるが、これは売却資産の中に不動産が含まれているためである。

継承案件の見方・選び方アドバイス！

非公開部分が多いためこの内容だけでは判断しかねるが、売上が約2億円あるというのはかなり魅力的です。

通常の診療でこの売り上げを確保するとなると、かなりの患者数をこなしていると思われますが、内視鏡設備などを活用した検診事業を強化している可能性もあります。

診療科・エリアで希望に合うのであれば、設備備品、不動産価値等について確認し検討する価値があるといえます。

【クリニックの継承案件・ケース⑤】
整形外科及び内科のクリニック

・地　域　　東日本エリア
・診療科　　内科、整形外科
・年　商　　約1億5000万円
・職　員　　職員10名
・開業年数　　非公開
・売却理由　　後継者不在
・設　備　　X-P、物理療法機器、骨塩量測定器
・売却希望価格　　1億円

特徴

都市部にあるテナント型クリニック。
約60%近くの利益を確保している。医療法人ではなく個人立の診療所である。

継承案件の見方・選び方アドバイス！

不動産を有しない他の案件と比較するとやや割高な売却価格が設定されていますが、おそらくは利益率の高さから設定されたと思われます。

一般的なクリニックにおいて利益60％はなかなか出せない水準のため、業務管理や業務効率化、クリニック戦略などにおいて高度なノウハウを得ることができるかもしれません。

注意点としては、集患が現院長の影響力が大きい場合、継承後に患者が離れることも考えられるため、現在の収益力の分析を行うことが必要です。

【クリニックの継承案件・ケース⑥】
都心部眼科クリニック

・地　域　　東日本エリア
・診療科　　眼科
・年　商　　約８０００万円
・職　員　　事務職員４名（正社員４名）
・開業年数　非公開
・売却理由　院長の体調不良
・設　備　　スリット、眼底カメラ、ハンフリーフィールドアナライ、自動視力計
　　　　　　ノンコントノメーター、グリーンレーザー光凝固装置、ＯＣＴ等
・売却希望価格　２５００万円

特徴

約30％の利益が出ている眼科クリニックである。

設備も充実しており、ほぼ現在のまま診療が継続できる。患者は眼科患者のみで約60名

／日、レセプト数は約１３００枚／月となっている。

継承案件の見方・選び方アドバイス！

一般的な眼科診療の案件といえます。

レセプト1枚当たりの眼科平均は８００点台の都道府県が多いため、やや低めの数値といえるでしょう。

したがって、診療内容を見直すことで収益増が見込める可能性があります。

その他では、機器が多いためリース等で引き継ぐものが出てくる可能性もあり、月の販売管理費などについて精査することが望ましいでしょう。

【クリニックの継承案件・ケース⑦】開業10年超の皮膚科クリニック

・地　域　　東日本エリア
・診療科　　皮膚科
・年　商　　約6千万円
・職　員　　看護師1名
・事務職員　　3名
・開業年数　　10年以上
・売却理由　　院長の体調不良
・設　備　　顕微鏡、オートクレーブ、電子カルテ等
・売却希望価格　　2000万円（要相談）

特徴

開業後10年以上が経過しており、安定期に入っている医療法人皮膚科クリニックである。

テナントで診療を行っており、不動産は所有していない。

引継ぎ資産の中でリース債務はなく減価償却だけの状態である。

継承案件の見方・選び方アドバイス！

売上からみた売却価格の設定は妥当といえるが、やや引き下げの交渉が可能かと思われます。

売上から逆算したレセプト枚数は皮膚科の平均レセプト点数から約８００枚／月と推測されますが、１日の来院患者数は50名~80名程度と考えられます。職員数も少なくリスクが少ない案件といえるでしょう。

第3章

「継承開業」の進め方マニュアル・10のステップ

継承開業を進める際に大切なのは、案件情報を握る仲介業者等とのコミュニケーションをとっておくこと

実際に継承開業をしていくにあたり、仲介業者やコンサルタントの役割はとても重要となります。

継承案件の中には、ネット情報で得られる案件も多くありますが、非公開で仲介業者が持っている案件もあります。

また、医薬品卸企業や医療関連機器会社の担当者が持っている情報など様々です。

特に一般公開されていない案件には優良物件があることも多く、仲介業者や医療関連企業とのコミュニケーションを日常的に取っておくことが、継承開業を成功させるポイントになるといっても過言ではありません。

では、実際に継承開業を進める際に、仲介業者や担当コンサルタントが行う業務について確認してみましょう。

継承開業は概ね次のような流れで進みます。

●継承開業の大まかな流れ・ステップ10

ステップ①（継承8カ月前）　継承案件の概要書確認及び検討
ステップ②（継承7カ月前）　詳細な現況確認
ステップ③（継承7カ月前）　譲渡側との面談
ステップ④（継承6カ月前）　継承の可否決定及び事業計画の作成
ステップ⑤（継承4～5か月前）　基本契約書の締結と資金調達
ステップ⑥（継承4カ月前）　継承に向けて具体的なスケジュール調整
ステップ⑦（継承3～4カ月前）　内部調査
ステップ⑧（継承3～4カ月前）　最終契約書締結
ステップ⑨（継承3～4カ月前）　関連団体への継承手続き及び関係機関への説明
↓
ステップ⑩　継承開業

ステップ①（継承8カ月前）継承案件の概要書確認及び検討

仲介業者からこの時点で提供される情報は、クリニックの概要及び決算慣例書類が匿名で提示されることが多く、具体的に医療機関を特定することができなくなっています。これは検討の結果、継承しないとなった場合や、譲渡側が情報漏洩を懸念することからこのような形を選択しています。

但し、おおよその立地や診療科、売却希望価格、患者数、売り上げ規模等の基本情報は確認することができますので、まずは自身のイメージしている案件かどうかを確認しましょう。

この資料の確認は、信頼できる内部スタッフや専門家と行い、継承するにあたってのメリットやリスクを把握してステップ②に進みましょう。

この確認作業は極めて重要で、スムーズに継承を進めるには専門家の協力は不可欠です。

ステップ②（継承7カ月前）詳細な現況確認

仲介業者から提供される資料を確認します。内容を確認する中で、疑義が生じるはずです。疑義が生じた内容については、担当コンサルタントに伝え回答を得ます。担当コンサルタントは概ね情報を持っていますので、早々に解決することが多いと思われますが、必要であれば譲渡側から資料等の提示を求めます。

ステップ③（継承7カ月前）譲渡側との面談

ステップ②において得た回答を基に、継承を本格的に進める方針が固まれば、クリニックの譲渡側との面談に向かいます。

新規開業とは異なり、継承開業の場合は、譲渡側院長の〝**方針**〟や〝**考え方**〟が、スムーズに開業できるかどうかに大きく影響します。

この方針が継承側医師と大きく異なっているようでは継承がスムーズに進まないだけではなく、継承後に患者が離れたり、職員が退職するといったことにより、運営に支障が生じ、予定していた収入の確保もできなくなり、事業計画を大きく見直す必要が生じ、最悪の場合は休業や廃業にもなりかねません。

したがって、この面談は極めて重要であり、単なる顔合わせではなく人柄や診療方針、経営方針などについて確認するように心がけましょう。

ステップ④（継承6カ月前）継承の可否決定及び事業計画の作成

面談の結果、最終的に継承する方針が固まったら具体的な契約内容、スケジュールについて検討しましょう。ステップ⑤の基本契約書の締結に当たり、概ね次のような項目については決定する必要があります。

1　価格

価格の算出方法については一般企業のM＆Aと同様に様々な手法が用いられます。単に同業の売却実績などを参考に決定しているケースや、将来的に得られる利益をベースにする場合、決算書等の財産価値を参考にして算出するケースなど様々です。当然、売却側は少しでも高く、継承側は少しでも安くと考えますので、双方が納得する方法で売却価格を算出することが重要です。

2　継承時期

価格と同様に重要なのが、継承時期になります。継承が何かしらの事情で遅れた場合、診療に従事する期間が遅くなることにより、診療報酬の入金に関しても遅れることになります。継承に伴い資金調達をしている場合は、返済だけが発生してくることにもなり、資金計画を修正する必要が生じます。

仮に月の診療報酬が1000万円だとした場合で役員報酬を含む利益が50%あるとすれば、1か月遅れるごとに500万円の利益が失われることになります。このことからもわかる通り、事業計画、資金計画で損をしないためにも、継承時期を定めることは重要です。売却側、継承側ともに十分相談して、無理のないスケジュールを検討しましょう。

3 支払方法

継承価格の支払い方法についての取り決めをしておくことになりますが、一般的には、基本契約時に申込金として5%から10%を支払い、継承時に残金一括支払いになります。

分割支払いなどを希望する場合は、コンサルタントを通じて正直に売却側と相談することにより、了承を得られることもあります。

仮に、基本契約時5%、継承時50%、継承2カ月後から6カ月で残金を支払うとした場合、継承価格の45%は継承した事業の収入から支払いに充てることが可能になります。

継承後のキャッシュフローは支払いが終わるまで厳しくはなりますが、継承に伴う資金調達額を軽減することも可能になります。

多くの場合、自己資金と銀行などの金融機関からの資金調達によって継承資金や運転資金を確保することになりますので、できるだけ無理のない計画を立てることが必要です。

資金状況によってはこのような交渉をすることも検討してみましょう。

売り手側としては、このような分割交渉があった場合で受け入れる条件として、分割支払いが終了するまでの一定期間顧問としてかかわり、利益を得ることなども検討し、対応しましょう。

4 特約事項

特約事項として定めておく内容はケースによりかなり異なりますが、最低でも次のような項目については記載しておくことが必要です。

・融資特約

※継承費用を融資によって調達する場合で、融資が受けられなかった場合はペナルティーなしで解約できる旨の記載。

・申込金の返金

※甲乙のいずれかの都合によって契約を破棄する場合の取り扱い。通常は上乗せして返金が発生する場合や、返金がない場合の内容について取り決めることになります。

事業計画についてもこの時点で作成しておくことが必要になります。特に金融機関からの資金調達を想定している場合は、銀行側からも事業計画書の提出を求められます。事業計画書の作成については120～125ページで解説しますので参考にしてください。

ステップ⑤（継承4〜5か月前）基本契約書の締結と資金調達

ステップ④のような内容によってコンサルタントを通じて売り手側と相談し、内容が固まったら契約書の締結になります。

一般的には仲介業者の事務所で行うことになります。ここで再度担当コンサルタントから契約書の内容について説明を受け、双方問題がなければ記名・押印します。今後、継承にあたってはこの契約書がベースになりますので、契約書の記載で疑義がある場合はその場で質問し確認しておきましょう。

このような契約については医師としてかかわられる機会はそう多くないと思いますので、できれば信頼できる事務方（できれば事務長的な人物）も同席できるとベストです。

契約と同時に資金調達を具体的に進める必要があります。融資を受ける予定の場合は、既に金融機関と相談していると思いますが、契約書や事業計画に基づき融資可否を審査します。

融資審査には一定の期間が必要になりますので、早めに相談し目途を立てるようにしましょう。

ステップ⑥（継承4カ月前）継承に向けて具体的なスケジュール調整

継承形態によっても内容が異なりますが、継承するにあたり、様々な行政機関に対して手続きをする必要があります。

この手続きを進める予定を作成したり、必要書類を確認して準備をする必要があります。行政機関への申請が遅れると継承時期も遅れることになりますので、コンサルタントから指示された必要書類は速やかに準備しましょう。

また、テナントに入っている場合は、新たに賃貸契約を結ぶ必要もありますので、貸主との交渉についてもスタートすることになります。

その他にも、医薬品や医療機器などの取引先とも交渉し、取引条件などについて交渉することになります。

更に、現職員や患者に対しての告知時期などについても検討し、スケジューリングしておくことが必要です。

ステップ⑦（継承3～4カ月前）内部調査

事業継承するにあたり現職員への説明は現院長から行う必要があります。

継承側の計画にもよりますが、一般的に現スタッフが総入れ替えになるとスムーズな事業運営が難しいことから、どのような方針で告知していくかについては、売り手側と買い手側で相談して慎重に進めましょう。

1 現スタッフとの面談を行う

現院長からの告知が終われば、継承側と現スタッフの面談が必要です。

この時点では、

「どのような方針で運営していくのか」

「雇用形態はどうなるか」

など、職員から想定される質問について決定しておかなければなりません。

継承後の事務責任者などと事前に相談し決定しておきましょう。

2 内部資料の確認

職員への面談が終われば、内部資料の確認を進めます。

具体的には、

・現在の取引先との契約はどうなっているかの確認
・継承する財産目録に基づいて物品の確認
・診療報酬の請求及び入金状況の確認
・外来患者数などの推移の確認
・現在の問題点

などについて確認し、改善点等を検討します。

例えば、診療は効率的に行われているか、職員の配置は適切か、職員のスキルはどの程度か、医療機器等は適切に配置されているか等、確認項目は多岐にわたります。

このような事を検討していく上では、院長をはじめ現スタッフの協力が不可欠となりますので、良好な人間関係を構築できるように日々行動しておくことが必要です。

ステップ⑧（継承3～4カ月前）最終契約書締結

ステップ⑦での内部調査により、基本契約時と状況が異なる場合や修正点がある場合は、仲介コンサルタントを通じて最終の契約書締結に向けて交渉することになります。

継承をスムーズに進めるためには、一方的な要求だけではかえって交渉が難航することが予想されますので、担当コンサルタントと相談して慎重に進めることが重要です。

また、事業譲渡契約書と同時に支払いなどについて覚書を交わすこともあります。金融機関との交渉状況によって無理のない計画を作成しましょう。

ステップ⑨（継承3〜4カ月前）関連団体への継承手続き及び関係機関への説明

事業譲渡基本契約書が締結されると、いよいよ関連団体への手続きが始まります。この時期からはかなり時間が必要になりますので、現在の職場を退職し継承に向けての活動に専念することが望ましいといえます。

現職の規定にもよりますが、医師という職種柄、最低でも6カ月前には退職希望を出す必要があるでしょう。

関連機関への継承手続きは概ね、保健所、厚生局、都道府県に行う必要があります。手続きの詳細については第4章で解説します。

その他の関連機関への変更手続きについても進める必要がありますが、こちらは医薬品業者（メディセオ・スズケン・アルフレッサ等の卸業者）、医療機器メーカー（コニカ、検査会社、医療材料販売会社等）、家主、通信機器会社（NTT等）、電子カルテメーカー、ホームページや看板業者、往診車などがある場合の名義変更などかなり多岐にわたります。

このあたりは現職員の協力を得て、どのような取引をしているか確認をした上で交渉を進めましょう。

また、在宅医療を担当している場合などは、対象患者に説明し、同意書を差し替える必要も生じてきます。

さらに法人が変わる場合は、一部負担金の振込口座の変更通知、引き落としの場合の手続きなども必要となります。

在宅医療において施設との取引がある場合は、施設への継承説明を行い、了承を得ることも必要です。

説明に同意が得られず、他の医療機関へ切り替えられてしまうと、予定している収益の確保が難しくなるため、この説明は現院長の協力も得ながら慎重に進めることになります。

職員との雇用契約についても締結しておきましょう。退職などの申し出がある場合は、必要に応じて求人広告の掲載や採用面談などの採用活動もこの時期に行います。

ステップ⑩ 継承開業！

継承を検討してからいろいろなステップがありましたが、滞りなく進めばいよいよ〝継承開業〟のスタートです。これまでの作業もかなり複雑でここがゴールのような気になりますが、この時点でやっとスタートラインに立ったことになります。

これまで説明してきました、継承開業を進める際に必要な業務内容を、すべて継承開業を希望する院長自身が行うことは、事実上不可能といえます。

やはりコンサルタントや信頼できる事務責任者の協力が不可欠となります。業者に一任してもそれなりには進みますが、思わぬところで自分の考えていたものと相違があったり、継承後に問題が発覚して不利益が生じたりすることもありますので、できるだけ一任は避け、自らも積極的にかかわり状況を把握するように心がけましょう。

資金調達する際には事業計画書が必要になる

一般的に資金調達などを行う場合、「事業計画書」の提出が求められます。

経営学的に見た事業計画書とは、検討している事業の目標やプランのスケジュールということになりますが、特定の書式が定められているわけではなく、ほとんどの場合は自由な書式になっています。

ただし、金融機関によっては書式が定められている場合もありますので、用途によって選択する必要があります。

この事業計画ですが、一般的には金融機関から提出を求められて必要に応じて作成することがほとんどですが、資金調達をする時だけではなく、新年度が始まるまでに毎年作成し、事業の短期・中期・長期の計画を作成していくことで事業の状況が把握でき、日々の業務に対しての改善点や戦略が見直せる等作成するメリットは多くあります。

これから開業される先生方においても是非定期的な作成をお勧めします。

事業計画を作成するポイントとしては次のようなものが挙げられます。

- **経営理念**
- **事業の周辺環境**

・経営目標
・戦略
・スケジューリング
・収支計画

概ねこのような内容について検討する必要がありますが、特に収支計画は重要です。収支計画の作成に当たっては、患者数の動向から医業収益を予測し、医業収益をあげるために必要な人件費や医薬品費等の販売管理費を計上し、最終的な利益を予測する必要があります。

さらにキャッシュフローを把握するために、資金繰り表などもあるとよりベストといえます。

では、実際の事業計画書の例を見ていきましょう。

事業計画書の進め方

１２４～１２５ページの表は年間の収支予測を簡略化して示したものです。実際の事業計画書はもっと詳細まで記載することになりますが、最初から複雑な書式では作成が不十分になり、期待している効果も期待できませんので、簡略化したものから作成してみるのも一つの方法といえます。

今回の作成にあたり、条件としたのは次の通りです。

・患者一人当たりの単価は５０００円
・１日50名来院して月20日診療を行った。
・従業員は院長１名、看護師３名、事務３名

このような条件で売り上げを計上しています。次に支出にあたる販売管理費ですが、代表的な項目を挙げています。実際の費用とは差異がある部分もありますが、一般的な数値を予測して作成しています。

各項目には次のようなものが計上されています。

・法定福利費………社会保険料等

・採用教育費………人材紹介会社に支払う紹介料等
・外注費…………検査の外注などの費用
・諸会費…………学会や医師会等の会費
・地代家賃………テナント型クリニックの賃料や駐車場代
・リース料………電子カルテ、医療機器等のリース
・保険料…………医師損害賠償保険等
・租税公課………源泉所得税や市府民税等

以上の内容で収支を見ていくと、1月2月以外はすべて赤字となっています。ということは、この程度の販売管理をかけてしまうと、平均単価5000円では厳しいことになります。収支を改善するためには、販売管理費を削減するか、単価の引き上げまたは更なる集患が必要になります。

医療は勿論医学的な必要性に合わせて行われるものですが、クリニックを経営するとなるとこの辺りの数値は最低限把握し、診療所運営にあたることが必要となります。

このような表を作成し、現在の経営状況を把握しながらクリニックの戦略を検討していくことが健全な運営には欠かせません。

昨今では、売上や単価、患者数は、電子カルテを活用することで簡単に集計することができます。電子カルテを最大限に活用し、状況把握に努めましょう。

単位：千円

10月	11月	12月	1月	2月	3月	当期合計
1000	1000	1100	1200	1200	900	11900
5000	5000	5500	6000	6000	4500	59500
300	300	400	400	400	300	3900
50	50	60	60	60	50	630
150	150	160	160	160	150	1830
1000	1000	1000	1000	1000	1000	12000
1500	1500	1500	1500	1500	1500	18000
200	200	200	200	200	200	2400
50	50	50	50	50	50	600
100						200
200	200	200	200	200	200	2400
200						400
50	50	50	50	50	50	600
50	50	50	50	50	50	600
150	150	150	150	150	150	1800
50	50	50	50	50	50	600
100	100	100	100	100	100	1200
10	10	10	10	10	10	120
40	40	40	40	40	40	480
50	50	50	50	50	50	600
20	20	20	20	20	20	240
					150	300
10	10	10	10	10	10	120
40	40	40	40	40	40	480
500	500	500	500	500	500	6000
400	400	400	400	400	400	3800
200	200	200	200	200	200	2400
300	300	300	300	300	300	3600
50	50	50	50	50	50	600
100	100	100	100	100	100	1200
100	100	100	100	100	100	1200
5920	5470	5790	5790	5790	5820	67850
-920	-470	-290	210	210	-1320	-8350

医療法人　○○クリニック例平成31年4月～令和2年3月　収支予測例

	4月	5月	6月	7月	8月	9月
外来人数	1000	1000	1000	800	800	900
保険請求収入	5000	5000	5000	4000	4000	4500
医薬品費	300	300	300	300	300	300
医療消耗器具備品費	50	50	50	50	50	50
委託費	150	150	150	150	150	150
役員報酬	1000	1000	1000	1000	1000	1000
給与手当	1500	1500	1500	1500	1500	1500
法定福利費	200	200	200	200	200	200
福利厚生費	50	50	50	50	50	50
採用教育費			100			
外注費	200	200	200	200	200	200
広告宣伝費			200			
交際費	50	50	50	50	50	50
会議費	50	50	50	50	50	50
旅費交通費	150	150	150	150	150	150
通信費	50	50	50	50	50	50
消耗品費	100	100	100	100	100	100
事務用品費	10	10	10	10	10	10
修繕費	40	40	40	40	40	40
水道光熱費	50	50	50	50	50	50
支払手数料	20	20	20	20	20	20
諸会費			150			
図書研究研修費	10	10	10	10	10	10
衛生管理費	40	40	40	40	40	40
地代家賃	500	500	500	500	500	500
リース料	200	200	200	200	200	400
保険料	200	200	200	200	200	200
租税公課	300	300	300	300	300	300
管理諸費	50	50	50	50	50	50
その他委託費	100	100	100	100	100	100
雑費	100	100	100	100	100	100
販売管理費計	5470	5470	5920	5470	5470	5470
計上損益金額	-470	-470	-920	-1470	-1470	-970

資金調達の種類と方法

クリニックを開業するにあたり、すべて自己資金で対処されるケースはそう多くはないと思います。

開業時だけではなく、戦略的に経費を投入することは開業後にも考えられることから、資金調達の種類と方法については理解されておくことが望ましいでしょう。

また、医療機関の収入は診療月の２か月後になりますので、人件費等を含めた販売管理費も最低２か月分立て替えることになります。

これらの運転資金も考えた上で資金計画を作成し、必要に応じて融資の検討をしましょう。

一般的に資金調達は金融機関から行うことになります。金融機関の種類としては、都市銀行、地方銀行、信用金庫等になりますが、日本政策金融公庫などの公的機関も対象になります。銀行における融資についても、銀行が直接融資するプロパー融資と保証協会などの公的機関を通す制度融資があります。

今回はこれらの内容について概略を解説しますので参考にしてください。

●銀行の直接融資と制度融資

いわゆるプロパー融資と呼んでいますが、銀行が直接融資をしてくれるものです。

この融資が、万一不良債権化した場合は銀行の大きなリスクとなりますので、融資にも慎重になりハードルが高いといえるでしょう。したがって融資実行にあたり、保証人や担保提供などの条件が付くことがあります。

特に新規開業の場合は、実績が全くなく、今後の収益がどの程度見込めるかが判断しにくい部分がありますので、更に融資のハードルが上がると考えられます。

それに対して継承開業の場合は、患者を引き継ぐことから開業1月目からある程度の売り上げが見込めるため、金融機関としてのリスクは少ないといえます。

実際の融資においてはこの部分だけではなく包括的な要素（個人の信用情報、事業の将来性、競合する他のクリニックの状況、事業計画等）によって融資可否の判断がなされますので、一概に新規開業だからプロパー融資がされないということではありませんが、ハードルが上がるのは確かだといえるでしょう。

また、銀行は日々の資金がどのように動いているかも気にする傾向があります。融資を実行する場合の条件として、支払基金や国保連合会からの入金口座にしてほしいと依頼される場合もあります。

融資を受けている銀行には決算書を毎年提出しますが、当然、決算書をみれば年間売上は確認できますが、年に一回の確認ではなくタイムリーに動きを把握するためには、入金や決済を行う口座に指定してもらうことが有効であるといえます。

一般的な企業の場合は、取引銀行も取引先の信用を得る要素になることがあるため、都市銀行で口座開設しがちですが、医療機関の場合はこの辺りの影響はほとんどないといえます。

したがって、地方銀行や信用金庫等も含めて一番良心的でフットワークが軽く、協力してくれる銀行との取引を選択し、その銀行と信頼関係を構築し、長期間に渡り取引していくことが重要です。開業前には様々な銀行と交渉し、メインバンクを決めましょう。

次に保証協会を活用した融資、いわゆる制度融資についてみていきましょう

●信用保証協会を活用した融資

信用保証協会とは、中小企業者、小規模事業者や、新しく企業を立ち上げる方の公的な保証人となって事業資金の借入れが円滑に行えるよう、支援することを目的として設立されています。融資スキームとしては次のようになります。

「〈大阪信用保証協会HPより抜粋〉

信用保証協会は、お客様（中小企業者の方々）が金融機関から融資を受ける際に、公的な保証人となり、融資を受けやすくすることを通して、事業の健全な発展を支援する業務を行います。このしくみを、信用保証制度といいます。

信用保証協会は、信用保証協会法にもとづき、信用保証業務を行う公的な機関です。

信用保証協会は、保証の都度、信用保険料を支払って株式会社日本政策金融公庫（以下「公庫」という。）の信用保険に加入しており、代位弁済後は一定の割合で保険金を受領します。受領した保険金は、中小企業者から回収の都度、保険填補率に応じて公庫へ返納しています。


信用保証協会を利用すると…

長期の運転資金や無担保融資など、有利な条件で借入れができます。

金融機関との取引が浅い方でも、金融機関からの借入れが容易になります。

資金の目的にあわせて、有利な条件の融資制度をご利用できます。

不動産担保を有効に活用いただけます。

なお、法人代表者、実質的な経営権を持つ方を除いては、連帯保証人は原則不要です。」


融資を実行するのは各金融機関になりますが、銀行との取引実績が少ない場合や、創業期などにおいては融資にあたり第三者保証人を要求されたりと借り入れが難しくなります。このような状況において保証をしてくれるのが信用保証協会となります。

この制度を利用して金融機関から融資を受ける場合を制度融資と呼んでいます。金融機関からすると、万一融資先が返済不能になった場合でも、信用保証協会が代位弁済してくれますのでリスクが少ない融資となります（責任共有保証の場合は信用保証協会80％、金融機関20％）。したがって、金融機関との取引実績が浅くても融資に応じてくれる可能性が高くなります。

但しデメリットもあります。通常の融資であれば、金融機関が設定する利息（最近は0・6％～1％程度）を支払うことになりますが、制度融資の場合は利息に加えて、信用保証協会に対して保証料を支払うことになります。

保証料は有担保か無担保かなどによっても変動しますが、概ね2％以内になると思われます（詳しくは各保証協会のHPを参照してください）。このように融資にあたっての信用を補填してくれる代わりに保証料という経費が別途必要になります。融資における詳細は次のようになります。

●日本政策金融公庫の融資

日本政策金融公庫は、一般の金融機関が行う金融を補完することを旨としつつ、国民生活の向上に寄与することを目的とする政策金融機関です。

日本政策金融公庫から融資を受ける場合は、銀行経由で申し込みをするか、直接公庫の窓口に申し込むことになります。

創業資金などにも積極的に取り組んでいるため、資金調達を検討する上で候補に挙げる価値は十分にあります。融資の内容については132ページの表を参考にしてください。

一般保証（大阪信用保証協会ホームページ参照）

目的と資金使途	事業資金に
融資限度額※1	有担保：2 億円 無担保：8,000 万円
保証期間	有担保：運転資金 原則 7 年以内・設備資金 20 年以内 無担保：運転資金 原則 5 年以内・設備資金 7 年以内
責任共有保証料率（年）	有担保：0.32%～ 1.62%　※2 無担保：0.45%～ 1.90%　※2 一律保証料率適用の場合有り　※3　※4
貸付利率（年）	金融機関所定
申込受付窓口	取扱金融機関

※1 融資限度額以外に、他の保証との合算限度の定めがあります。また、組合の融資限度額については、別の定めがあります。金融機関により、融資限度額が異なる場合があります。
※2 保証料率弾力化体系適用分です。詳しくは「信用保証料について」をご参照ください。
※3 以下のすべての要件に該当する場合は、特別小口保証となり、一律の保証料率 1.00%の対象となります。
大阪府内において、同一業種を保証申込日以前 1 年以上継続して営んでいる小規模企業者であること。

常時使用する従業員数が 20 人（商業・サービス業（宿泊業及び娯楽業を除く）は 5 人）以下であること。

事業に係る所得税、事業税、府・市町村民税（所得割）、法人税、法人府民税、法人市町村民税のいずれかについて保証申込日以前 1 年間において納期が到来した税額があり、かつ、当該税額を完納していること。

担保・保証人の提供がないこと。（法人の場合、経営者保証を不要とする取扱い時に限ります。）

特別小口保証以外の保証（当協会及び他の信用保証協会の保証）を利用していないこと。

保証申込金額が 2,000 万円以下であること。
※4 特例保険を付保する場合は、一律の保証料率（特例保険の種類により異なります）を適用します。
特例保険とは、市町村長の認定を受ける等の要件を満たすことにより適用される国が定めた特別な保険の総称をいいます。詳しくは「当協会窓口」へご照会ください。

新規開業資金（日本政策金融公庫ホームページ参照）

●新規開業資金の概要

ご利用いただける方（注1）	「雇用の創出を伴う事業を始める方」、「現在お勤めの企業と同じ業種の事業を始める方」、「産業競争力強化法に定める認定特定創業支援等事業を受けて事業を始める方」又は「民間金融機関と公庫による協調融資を受けて事業を始める方」等の一定の要件に該当する方（注2）。なお、本資金の貸付金残高が1,000万円以内（今回のご融資分も含みます。）の方については、本要件を満たすものとします。	
資金のお使いみち	新たに事業を始めるため、または事業開始後に必要とする設備資金及び運転資金事	
融資限度額	7,200万円（うち運転資金4,800万円）	
ご返済期間	設備資金	20年以内 <うち据置期間2年以内>
	運転資金	7年以内 <うち据置期間2年以内>
	[基準利率] ただし、以下の要件に該当する方が必要とする資金は特別利率 ・1. 地域おこし協力隊の任期を終了した方であって、地域おこし協力隊として活動した地域において新たに事業を始める方 [特別利率A]（土地取得資金は基準利率） ・2.Uターン等により地方で新たに事業を始める方 [特別利率A]（土地取得資金は基準利率） ・3. 産業競争力強化法に規定される認定特定創業支援等事業を受けて新たに事業を始める方 [特別利率A]（土地取得資金は基準利率） ・4. 地域創業促進支援事業又は潜在的創業者掘り起こし事業の認定創業スクールによる支援を受けて新たに事業を始める方 [特別利率A]（土地取得資金は基準利率） ・5. 独立行政法人中小企業基盤整備機構が出資する投資事業有限責任組合から出資（転換社債、新株引受権付社債、新株予約権および新株予約権付社債等を含む。）を受けた方 [特別利率A] ・6. 地方創生推進交付金を活用した起業支援金の交付決定を受けて新たに事業を始める方 [特別利率B]（土地取得資金は基準利率） ・7. 技術・ノウハウ等に新規性がみられる方（注3）[特別利率B]（土地取得資金は基準利率） ・8. 地方創生推進交付金を活用した起業支援金及び移住支援金の両方の交付決定を受けて新たに事業を始める方 [特別利率C]（土地取得資金は基準利率）	
保証人・担保	お客さまのご希望を伺いながらご相談させていただきます。	
融資条件など	・「利率（年）」の1に該当する方につきましては、ご融資後、次のことをお約束いただくことで、特別利率でのご融資となります。 ・地域おこし協力隊として活動した地域において、活動終了後1年以内に新規開業すること。 ・上記お約束に違反したことが判明した場合、利率を基準利率に引上げさせていただきます。	

これからのクリニック開業は在宅医療の検討も必要

【診療報酬の実際】

135～137ページのレセプトは一般的によく行われる診療のレセプトになります。

例① 内科
例② 整形外科
例③ 訪問診療

になっていますが、まず内科から見てみましょう。

病名は削除していますが、生活習慣病を有する患者で28日投与を行っており月に1回の受診です。今回は検査、レントゲン等を実施していますが、このような医療行為は毎月行うと審査上査定される可能性が高いので、検査のない月は検査点数とレントゲン点数がなくなります。

今回のレセプトでは請求点数が1314点（13140円）となっていますが、検査等がない月は、491点（4910円）となってしまいます。このような単価から見ても、ある程度の患者数を確保しないと採算ベースに乗らないことがわかります。

次に整形外科の例ですが、再診でリハビリテーションを実施しています。一般的によく行われている内容ですが、こちらも一カ月の請求点数は1318点（13180円）となっています。

整形外科疾患の場合も定期的にレントゲンを撮影されると思いますが、撮影月以外は厳しい単価といえます。

最後に訪問診療の例ですが、請求点数が３７９６点（３７９６０円）となっています。外来診療と比較すると明らかに高いことがわかります。今回の例は初診月で訪問が通常より多いですが、診療区分の14番（在宅医療）の点数がかなり高いのがわかります。

このクリニックの場合、在宅療養支援診療所の基準を取っており、夜間等24時間の体制を整えていることで経費も掛かっていますが、これだけの単価が請求できると収益上はかなり大きなメリットになります。

今後、在宅医療がいつまで優遇されるかはわかりませんが、現時点では外来診療よりはかなり高額な設定がされているのは事実です。これからクリニックを開業される場合は、在宅医療への進出も視野に入れて検討する必要があるといえます。

例① 診療報酬明細書

診療報酬明細書
（医科入院外）

令和　年　月分

都道府県番号　医療機関コード

1 医科 | 1 社・国 2 公費 | 3 後期 4 退職 | 1 単独 2 2併 3 3併 | 2 本外 4 六外 6 家外 | 8 高外一 0 高外7

様式第二（二）（第二条関係）

公費負担者番号①		公費負担医療の受給者番号①	
公費負担者番号②		公費負担医療の受給者番号②	

保険者番号　0 1

給付割合　10 9 8 7（　）

被保険者証・被保険者手帳等の記号・番号

氏名　1男 2女 1明 2大 3昭 4平 5令　・　・　生

特記事項

職務上の事由　1職務上　2下船後3月以内　3通勤災害

保険医療機関の所在地及び名称　（　床）

傷病名	診療開始日	転帰	診療実日数
(1)	(1)　年　月　日	治ゆ	保険 1 日
(2)	(2)　年　月　日	死亡	公費① 日
(3)	(3)　年　月　日	中止	公費② 日

区分	項目	点数		回数	合計点	公費分点数
⑪	初診 時間外・休日・深夜			回	点	
⑫ 再診	再診	78	×	1 回	78	
	外来管理加算	52	×	1 回	52	
	時間外		×	回		
	休日		×	回		
	深夜		×	回		
⑬	医学管理				225	
⑭ 在宅	往診			回		
	夜間			回		
	深夜・緊急			回		
	在宅患者訪問診療			回		
	その他					
	薬剤					
⑳ 投薬	㉑ 内服 薬剤			単位		
	㉑ 内服 調剤		×	回		
	㉒ 屯服 薬剤			単位		
	㉓ 外用 薬剤			単位		
	㉓ 外用 調剤		×	回		
	㉕ 処方		×	回		
	㉖ 麻毒			回		
	㉗ 調基					
㉚ 注射	㉛ 皮下筋肉内			回		
	㉜ 静脈内			回		
	㉝ その他			回		
㊵ 処置				回		
	薬剤					
㊿ 手術麻酔				回		
	薬剤					
60 検査病理				7 回	613	
	薬剤					
70 画像診断				2 回	210	
	薬剤					
80 その他	処方せん			3 回	136	
	薬剤					

区分	摘要	点数
(12)	＊再診	
	明細書発行体制等加算	
	時間外対応加算1	78x1
	＊外来管理加算	52x1
(13)	＊特定疾患療養管理料（診療所）	225x1
(60)	＊ECG12	130x1
	＊尿一般	26x1
	＊末梢血液一般、抹消血液像（鏡検法）	46x1
	＊BIL／総、TP、Alb、BUN、クレアチニン、UA、ALP、γ−GT、TG、ナトリウム及びクロール、カリウム、カルシウム、グルコース、AST、ALT、Tcho	112x1
	＊B-V	30x1
	＊血液学的検査判断料	125x1
	＊生化学的検査（1）判断料	144x1
(70)	＊胸部	
	単純撮影（イ）の写真診断　1枚	
	単純撮影（デジタル撮影）　1枚	153x1
	電子画像管理加算（単純撮影）	57x1
(80)	＊処方せん料（その他）	68x1
	一般名処方加算1（処方せん料）	3x1
	長期投薬加算（処方せん料）	65x1

療養の給付	請求 点	※決定 点	一部負担金額 円
保険	1314		減額 割(円) 免除・支払猶予
公費①	点	※ 点	円
公費②	点	※ 点	円

※高額療養費 円　※公費負担点数 点　※公費負担点数 点

※印欄は記入しないで下さい。令和元年5月改正

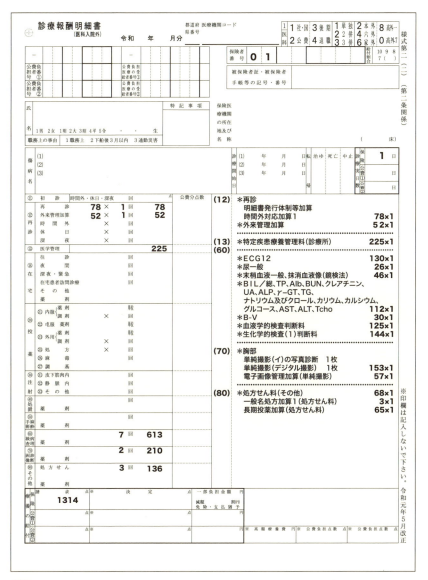

例② 診療報酬明細書

診療報酬明細書
（医科入院外）

令和　年　月分

都道府県番号　医療機関コード

1 医科	1 社・国	3 後期	1 単独	2 本外	8 高外一
	2 公費	4 退職	2 2併	4 六外	0 高外7
			3 3併	6 家外	

保険者番号	0 1
給付割合	10 9 8 7（ ）
公費負担者番号①	
公費負担医療の受給者番号①	
公費負担者番号②	
公費負担医療の受給者番号②	
被保険者証・被保険者手帳等の記号・番号	

氏名

1男 2女 1明 2大 3昭 4平 5令　・　・　生

特記事項

保険医療機関の所在地及び名称　（　床）

職務上の事由　1職務上　2下船後3月以内　3通勤災害

傷病名	診療開始日	転帰	診療実日数
(1)	(1)　年　月　日	治ゆ　死亡　中止	保険 3 日
(2)	(2)　年　月　日		公費① 日
(3)	(3)　年　月　日		公費② 日

区分	項目	点数 × 回数	点	公費分点数
⑪	初診　時間外・休日・深夜	回		
⑫再診	再診	73 × 3 回	219	
	外来管理加算	× 回		
	時間外	50 × 3 回	150	
	休日	× 回		
	深夜	× 回		
⑬	医学管理		225	
⑭在宅	往診	回		
	夜間	回		
	深夜・緊急	回		
	在宅患者訪問診療	回		
	その他			
	薬剤			
⑳投薬	㉑内服 薬剤	単位		
	㉑内服 調剤	× 回		
	㉒屯服 薬剤	単位		
	㉓外用 薬剤	単位		
	㉓外用 調剤	× 回		
	㉕処方	× 回		
	㉖麻毒	回		
	㉗調基			
㉚注射	㉛皮下筋肉内	回		
	㉜静脈内	回		
	㉝その他	2 回	42	
㊵処置		1 回	52	
	薬剤			
㊿手術麻酔		回		
	薬剤			
⑥⓪検査病理		回		
	薬剤			
⑦⓪画像診断		回		
	薬剤			
⑧⓪その他	処方せん	回	855	
	薬剤			

(12) ＊再診
明細書発行体制等加算
夜間・早朝等加算　123×3

(33) ＊腱鞘内注射　27×1
プロカイン塩酸塩注射液 0.5%5mℓ 1管
リノロサール注射液2mg(0.4%) 1管　15×1

(40) ＊創傷処置（100cm2未満）　52×1

(80) ＊運動器リハビリテーション料(1) 1単位　185×3
＊リハビリテーション総合計画評価料　300×1

療養の給付	請求 点	※決定 点	一部負担金額 円
保険	1318		減額 割（円） 免除・支払猶予
公費①	点	※ 点	円
公費②	点	※ 点	円

※高額療養費 円　※公費負担点数 点　※公費負担点数 点

様式第二（二）（第二条関係）

※印欄は記入しないで下さい。令和元年5月改正

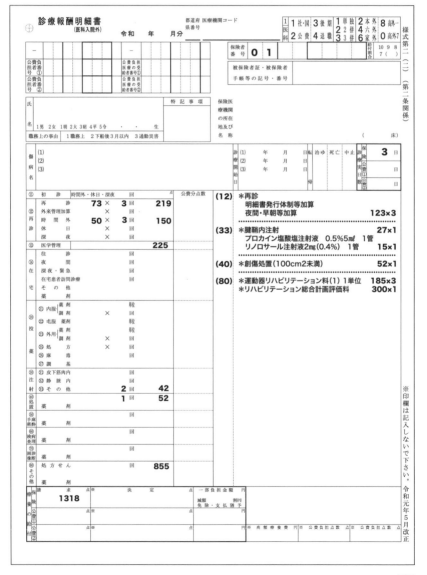

例③ 診療報酬明細書

診療報酬明細書
(医科入院外)

令和　年　月分

都道府県番号　医療機関コード

1 医科　1 社・国　3 後期　2 公費　4 退職　1 単独　2 2併　3 3併　2 本外　4 六外　6 家外　8 高外一　0 高外7

様式第二(二)(第二条関係)

公費負担者番号①		公費負担医療の受給者番号①		
公費負担者番号②		公費負担医療の受給者番号②		

保険者番号　3 9　　給付割合　10 9 8 7( )

被保険者証・被保険者手帳等の記号・番号

氏名　1男 2女 1明 2大 3昭 4平 5令　・　・　生

職務上の事由　1 職務上　2 下船後3月以内　3 通勤災害

特記事項

保険医療機関の所在地及び名称　(　床)

傷病名 (1) (2) (3)

診療開始日 (1) 年 月 日 (2) 年 月 日 (3) 年 月 日　転帰　治ゆ　死亡　中止

診療実日数　保険 3 日　公費① 日　公費② 日

区分	項目		回数	点数
⑪	初診	時間外・休日・深夜	1 回	362 点
⑫ 再診	再診	73 ×	回	
	外来管理加算	×	回	
	時間外	×	回	
	休日	×	回	
	深夜	×	回	
⑬	医学管理			
⑭ 在宅	往診		1 回	720
	夜間		回	
	深夜・緊急		回	
	在宅患者訪問診療		2 回	406
	その他			1850
	薬剤			
⑳ 投薬	㉑ 内服 薬剤		単位	
	㉑ 内服 調剤	×	回	
	㉒ 屯服 薬剤		単位	
	㉓ 外用 薬剤		単位	
	㉓ 外用 調剤	×	回	
	㉕ 処方	×	回	
	㉖ 麻毒		回	
	㉗ 調基			
㉚ 注射	㉛ 皮下筋肉内		回	
	㉜ 静脈内		回	
	㉝ その他		回	
㊵ 処置			回	
	薬剤			
㊿ 手術麻酔			回	
	薬剤			
⑥⓪ 検査病理			9 回	458
	薬剤			
⑦⓪ 画像診断			回	
	薬剤			
⑧⓪ その他	処方せん		回	
	薬剤			

公費分点数

(11) *機能強化加算(初診)　80×3

(14) *往診
(4日)　720×1

*創傷処置(100cm2未満)　52×1
*在宅患者訪問診療料(1) 1 (同一建物居住者)
(11、25日)　203×2
*施医総管(機能強化在支診等・病床有・月2回以上・2~9人)
(4、11、25日)　1700×1
*包括的支援加算(在医総管・施医総管)　150×1

*運動器リハビリテーション料(1) 1単位　185×3
*リハビリテーション総合計画評価料　300×1

(60) *AST、ALT、ALP、γ-GT、LD、CK、Amy、BIL/総、TP、A1b、TG、Tcho、HDL-コレステロール、BUN、UA、クレアチニン、カルシウム、カリウム、ナトリウム及びクロール、グルコース(20項目)　112×1
*B-V　130×1
*血液学的検査判断料　30×1
*生化学的検査(1) 判断料　125×1
*尿一般　144×1
*末梢血液一般　144×1

グループホーム 17名(1ユニット9名)　26×1
4日初診往診　21×1
4日採血　107×1

療養の給付	請求 点	※決定 点	一部負担金額 円
保険	3796		減額 割(円) 免除・支払猶予
公費①	点	※ 点	円
公費②	点	※ 点	円

※高額療養費 円　※公費負担点数 点　※公費負担点数 点

※印欄は記入しないで下さい。令和元年5月改正

継承開業を進める上でキーマンとなる事務責任者の役割

これまでも開業前から事務責任者の必要性については述べてきましたが、診療開始後3カ月から6カ月程度は事務長的な人材の配置が有効だといえます。事務長的な人材の役割については次のようなものが挙げられます。

①継承前の資料確認

クリニックを継承するにあたっては、財務に関する資料が多く出てきます。これらの中で、問題点や疑問点を見つけ出し、仲介しているコンサルタントに確認するなどの作業は重要な業務となります。

②継承に伴う資料準備や申請

先にも解説しましたが、継承にあたり厚生局や保健所などに対して様々な届け出が必要になります。

多くは仲介しているコンサルタントが担当してくれますが、届け出に際し必要な添付資料の準備は内部で行うことになります。このような資料を準備するためには、行政機関へ出向いての調達など煩わしい業務が多く発生します。

また、社員総会や理事会の議事録作成などもあり、膨大な業務があります。このようなことを院長が行うことはかなり困難であり、担当できる事務職員がいると院長は本来の業務に専念することができます。

③診療報酬請求

診療報酬はクリニックの売り上げの大半を占める極めて重要な業務です。最終的には院長自身が確認することが必要ですが、提出できる状態までは事務担当者が担当することになります。

担当する事務職員がレセプトに対して精通していない場合は、正しい請求が行われず、返戻や減点、請求漏れが発生し、収入が減少することになります。少なくともスタート段階ではレセプト請求のレベルが一定水準をクリアしているかどうかを確認できる人材の関与が必要です。

④継承するクリニックのスタッフとの面談

継承開業する場合、ある程度の現職職員に残ってもらうことが、スムーズに継承するポイントとなります。このためには譲渡側の院長の評価も含め、適正に人事評価を行うことが必要となります。全員が残留することが必ずしも良いとは限りません。

クリニック運営にとって必要な人材は残し、不足する部分は新規に採用することが健全なクリニック運営には欠かせません。このような人事に関する評価を担当するのも事務責任者の役割といえます。

⑤事業計画の作成及び戦略作りのための情報収集

医師でありながら医学分野に限らず、幅広い知識をお持ちの先生方も多くいらっしゃいます。このような場合は、戦略的な事業計画もお作りになれると思いますが、そうではない場合、事務責任者が必要になります。

現在のクリニック運営は、以前とは異なりかなり計画的かつ、戦略的に行わないと期待している収益をあげることは難しい状況にあるといえます。

このためには、情報収集も含めかなりの時間を費やす必要がありますが、院長の第一の仕事は診療を行うことであり、このような時間を確保することは想像以上に難しいと思われます。事務長的な人材がいると、このような作業も計画的に進めることが可能になるといえます。

⑥スタッフ教育

現場で働くスタッフは看護師、事務が中心になりますが、通常の場合、上司は院長になります。現場職員からすると院長は上司であり経営者（最終決定者）です。

院長の人格にもよりますが、一般的な発想として、経営者である院長に不満や不平を言うことはなかなかハードルが高いと思われます。また、仮に相談ができたとしても職種が異なるため的確なアドバイスがもらえなかったり、逆に不当な要求をしてくることもあります。

このようなケースにおいても事務責任者の配置が有効です。職員との面談を通じて職員を教育することや、日々の不満を軽減することも可能です。

勿論、院長が担当して上手くいっているケースもありますが、事務責任者の配置の一番の目的は院長に診療に専念していただくことです。これまで筆者が関わらせていただいたクリニックにおいて院長のお話を聞かせていただくと、人（職員）の管理が大変という声をかなり多く聞きます。それが原因で売却を考えられたケースもあるくらいです。

特に最近は労働者の権利意識も高く、法律上もかなり保護を受けているといえますので、職員管理は想像以上に大変です。このような業務に手を煩わせることなく、診療に専念し、収益を向上させることができれば事務責任者を配置するメリットがあるといえるでしょう。

⑦業者との折衝

クリニックを運営するにあたり、医薬品関連、医療機器関連（レントゲン、検査、電子カルテ等）、調剤薬局、訪問看護ステーション、介護施設関連、採用関連業者等多岐にわたります。

場合によっては、審査支払機関、厚生局、保健所、労働基準監督署、職業安定所、医師会などの機関とも打ち合わせが発生します。

勿論、院長に出ていただかないといけない打ち合わせもありますが、それ以外のものをすべて診療と診療の合間に行うことはかなり身体的な負担になります。午前診と午後診の間に訪問診療をされる場合は、更に時間的に厳しくなります。

最終的な判断は院長がすることになりますが、折衝等については信頼のおける事務責任者に担当させることが有効です。また、金融機関との折衝も出てきます。金融機関との打ち合わせについては経営にとっても重要な案件が多くなりますので、院長に出ていただく必要がありますが、事業の状況や決算書の説明等は事務責任者を活用することも可能です。

⑧決算及び資金調達

決算は外部の顧問税理士に依頼することになりますが、決算を行うための日々の経理処理は院内の職員で担当することになります。この経理処理を疎かにしていると正しい決算ができず、思わぬ赤字になることもあります。決算が近づくと担当税理士と内容の確認作業なども行いますが、社内で把握している者がいないと問題が解明できず、不利な処理が行われることもあります。

窓口入金、自由診療費（予防接種や特定検診等）、保険請求額などの売り上げ把握は勿論ですが、販売管理費の管理、口座引き落としや現金支払いなど小口現金の管理も行う必要があります。

このような業務を外注することも可能ですが、外注では状況の把握が正確にできないこともしばしば見受けられます。やはり院内の事務責任者が対応することが望ましいでしょう。

また、開業後数年経過すると税務調査などが入る可能性があります。各年度に適切な処理をしていないと、修正申告となり、追徴課税されることになります。この修正申告で多いのは経費計上している費用が経費として認められず、院長への賞与として扱われるようなケースです。

この場合、法人に対しては利益が増えることになりますので、法人税などが追加で発生し、更に院長の所得も変わることから所得税や市府民税も徴収されることになります。仮に年間で200万円の経費が認められなかった場合で、5年間の事業が対象になった場合は、1000万円が経費計上から外れ院長の所得となります。

役員報酬の額や法人の決算状況によって追徴課税の額は変わりますが、最悪の場合、1000万円の大半を支払わないといけないということにもなりかねません。このような事態を避けるためにも、院内で適切に管理し各年度の決算をしておくことが必要です。信頼のおける事務職員を配置することができれば、この辺りも院長と相談しながら進めることが可能になります。

以上⑧項目について事務責任者の配置目的を解説してきました。クリニックの収支からするとそれなりに高額な人件費が発生する事務責任者の配置はリスクにもなります。したがって知識、経験が豊富で人物的に信頼できる事務責任者を見つけ配置することが望まれますが、なかなかこのような人材は身近にいないものです。

先生方が開業を意識された段階で、このような人材も探しておくことが、クリニックの運営に大きくプラスになると思われます。

第4章

クリニックの継承開業の手続き・関係機関への届け出書類

継承手続きの進め方【保健所への手続き】

事業譲渡契約書を締結すると本格的な継承手続きに入ります。

医療機関を開設する場合は、保健所、厚生局、都道府県、審査支払機関に対して手続きが必要になります。

実際の手続きは、仲介業者のコンサルタントや外部委託している司法書士等が行いますが、院長としても医師免許原本や保険医登録票、麻薬使用者免許証など重要な書類を預けることになりますので、大まかな内容は把握しておきましょう。

では、各提出機関の書類ごとに注意点を含めて確認してみましょう。

大阪市の場合を例にとって、診療所開設届について見ていきましょう。

大阪市の場合、健康局大阪市保健所保健医療対策課医療指導グループに申請することになります。申請上は開設後10日以内となっていますが、実際は数カ月前から事前相談に行くことになります。

ほとんどの場合、一回で受理されるということはなく何かしらの指導が入ります。実際の現地調査までにすべてクリアしておくことが必要になりますので、早めに事前相談に行きましょう。

①診療所開設届（保健所関係の届出・大阪市の例）

診療所開設届（医師開設）（医療法第８条関係）医師が診療所を開設した場合には、「診療所開設届出書（医師開設）」の様式により、開設後10日以内に届出が必要です。

項目	提出書類	提出部数	注意事項
届出様式	診療所開設届出書（医師開設）	2部	様式1を使用 診療所開設後10日以内に届出が必要
添付書類	開設者及び管理者の免許証の写し（平成16年度以降の医師免許取得者及び平成18年度以降の歯科医師免許取得者は臨床研修修了登録証の写しも添付）	2部	免許証の写し及び臨床研修修了登録証の写しは、原本と照合済みである旨の公的機関（保健所等）の原本照合印が押印されているものを添付
	開設者及び管理者の履歴書		市販の履歴書様式で可（署名又は記名押印）
	診療に従事する医師若しくは歯科医師の免許証の写し（平成16年度以降の医師免許取得者及び平成18年度以降の歯科医師免許取得者は臨床研修修了登録証の写しも添付）	2部	免許証の写し及び臨床研修修了登録証の写しは、原本と照合済みである旨の公的機関（保健所等）の原本照合印が押印されているものを添付
	診療に従事する医師若しくは歯科医師の履歴書	2部	市販の履歴書様式で可（署名又は記名押印）
	所在地周辺の見取図	2部	診療所の所在地が確認できるもの
	敷地の平面図	2部	敷地の面積・寸法を記載すること
	建物の平面図	2部	部屋名、寸法、面積、病床数等を明示すること
	勤務先管理者（院長）の同意書	2部	管理者（無床診療所のみ）が診療所開設時間以外で他の病院等に勤務する場合に必要

様式1

診療所開設届出書（医師開設）

令和　　年　　月　　日

大阪市保健所長　様

開設者住所……………………………………

……………………………………

氏名……………………………………

……………………………………印

下記のとおり診療所を開設しましたので医療法第8条及び同法施行規則第4条の規定により届出します。

1．開設者の住所・氏名	住　所	〒			
	氏　名	(フリガナ)			
	電　話	（　　）			
2．診療所の名　称	(フリガナ)				
3．開設の場所	開設場所	〒			
	電　話	（　　）		ＦＡＸ	（　　）
4．開設年月日	令和　　年　　月　　日				
5．診療科目					
6．開設者が他に開設、管理又は勤務する病院、診療所	他に開設している病院、診療所の開設場所、名称	開設場所	〒		
		名　称			
	他に管理している病院、診療所の開設場所、名称	開設場所	〒		
		名　称			
	他に勤務している病院、診療所の開設場所、名称（同意書）	開設場所	〒		
		名　称			

保健福祉センター受付印	大阪市保健所受付印	施設番号

提出部数　2部

1/3

様式1

7. 同時に2以上の病院又は診療所を開設する場合その旨	開設場所	〒
	名　称	
8. 管　理　者	住　所	〒
	氏　名	(フリガナ)
	電　話	(　　)

9. 外来診療日・診療時間	外来診療日							外来診療時間	休診日
	月	火	水	木	金	土	日		
								：　～　：	
								：　～　：	
								：　～　：	

10. 従事者の定員	医　師	歯科医師	薬剤師	看護師	准看護師	歯科衛生士	その他	計
	名	名	名	名	名	名	名	名

11. 診療に従事する医師・歯科医師	氏　名	診療科目	診　療　日							診療時間
			月	火	水	木	金	土	日	
	(フリガナ)									～
										～
										～
	(フリガナ)									～
										～
										～
	(フリガナ)									～
										～
										～

12. 敷地面積	㎡（別添敷地平面図1のとおり）	
13. 周囲の見取図	別添見取図2のとおり	
14. 建物の構造概要及び平面図	建物延床面積	㎡
	うち診療所面積	㎡
	構造種別	造（　　階建）
	平　面　図	別添平面図3のとおり

15. 病室数及び病床数	病室数	室		
	病床数	一般病床	療養病床	計
		床	床	床

16. 歯科技工室の概要	施設の有無	有　・　無	技　工　台	有・無
	構造種別	造	モデルトリマー	有・無
	床面積	㎡	レジン重合器	有・無
	床　張	張	鋳　造　器	有・無
			技工用エンジン	有・無

提出部数　2部　　　　2/3

様式１

17. 人工透析設備	有（　　　　　床）　・無
18. 調剤所の概要	構造　　　　　　　　造 面積　　　　　　　　㎡　・　床張　　　　　　　　　　　　張り 冷暗所（有・無）　　感量10mg天秤（有・無）　　感量500mg天秤（有・無） 毒薬箱　（施錠：有・無）　　劇薬と普通薬を区別する戸棚（有・無） その他調剤に必要な器具（有・無）　　　換気扇（有・無）
19. 薬剤師の氏名	
20. 健康保険の適用	有　・　無

21. 添付書類

（１）　開設者の医師または歯科医師の臨床研修修了（及び再教育研修修了）登録証の写し及び免許証の写し並びに履歴書
（２）　管理者の医師または歯科医師の臨床研修修了（及び再教育研修修了）登録証の写し及び免許証の写し並びに履歴書
（３）　診療に従事する医師又は歯科医師の臨床研修修了（及び再教育研修修了）登録証の写し及び免許証の写し並びに履歴書
（４）　敷地の平面図
（５）　周囲の見取り図
（６）　建物の平面図（病床を有する診療所については各病室の病床数も明示すること）
（７）　勤務先管理者（院長）の同意書（管理者が他の病院等に勤務している場合）
（８）　薬剤師免許証の写し

(注) 1　臨床研修修了登録証について
（１）臨床研修制度が導入されたことに伴い、平成１６年４月１日以後に医師免許を受けて、診療に従事しようとする医師については、２年以上の臨床研修を受けることが義務付けられました。よって、臨床研修を修了した者については、臨床研修修了登録証の写しを添付して下さい。
（２）臨床研修制度が導入されたことに伴い、平成１８年４月１日以後に歯科医師免許を受けて、診療に従事しようとする歯科医師については、１年以上の臨床研修を受けることが義務付けられました。よって、臨床研修を修了した者については、臨床研修修了登録証の写しを添付して下さい。

提出部数　２部

様　式001

診療所開設届出書（医師開設）の記載要領

事　　案	医師又は歯科医師が診療所を開設した場合
根拠法令	医療法第８条　同法規則第４条
提出期限	開設後１０日以内　　様　　式　1
提出窓口	各区保健福祉センター
添付書類	（１）　開設者の医師または歯科医師の臨床研修修了（及び再教育研修修了）登録証の写し及び免許証の写し並びに履歴書（原本照合必要） （２）　管理者の医師または歯科医師の臨床研修修了（及び再教育研修修了）登録証の写し及び免許証の写し並びに履歴書（原本照合必要） （３）　診療に従事する医師又は歯科医師の臨床研修修了（及び再教育研修修了）登録証の写し及び免許証の写し並びに履歴書（原本照合必要） （４）　敷地の平面図 （５）　周囲の見取り図 （６）　建物の平面図（病床を有する診療所については各病室の病室数も明示すること） （７）　薬剤師免許証の写し（薬剤師を配置する場合：原本照合必要） （８）　麻酔科標榜許可証の写し（麻酔科を標榜する場合：原本照合必要） （９）　勤務先管理者（院長）の同意書（管理者が他の病院等に勤務している場合） （１０）　調剤所を設置しない場合はその理由書 （注）１　臨床研修等修了登録証について （１）臨床研修制度が導入されたことに伴い、平成１６年４月１日以後に医師免許を受けて、診療に従事しようとする医師については、２年以上の臨床研修を受けることが義務付けられました。よって、臨床研修を修了した者については、臨床研修修了登録証の写しを添付して下さい。 （２）臨床研修制度が導入されたことに伴い、平成１８年４月１日以後に歯科医師免許を受けて、診療に従事しようとする歯科医師については、１年以上の臨床研修を受けることが義務付けられました。よって、臨床研修を修了した者については、臨床研修修了登録証の写しを添付して下さい。
提出部数	２　部
手数料	なし

様式の記入要領及び留意事項	
「開設者」欄	１．開設者医師個人の住所地（住民票のある住所地）を記載する。 ２．「印」は、認印でも可。
１．開設者の住所・氏名	１．開設者医師個人の住所地（住民票のある住所地）を記載する。 ２．氏名は、開設者医師個人の氏名を記載する。
２．診療所の名称	１．医療法に違反する名称でないこと。 ・原則として、開設者の姓を冠し、次の範囲内の名称であること。 (a)診療所、(b)クリニック、(c)医院、(d)診療科目 ・原則として、地名を使用しないこと。 ・その他、医療広告ガイドラインに反したり、患者の誘引を図り、虚偽誇大な宣伝となるような名称や一般に普及していない言葉、意味が不明瞭な外国語・合成語は認められない。

1/4

様　式001

診療所開設届出書（医師開設）の記載要領

様式の記入要領及び留意事項	
3．開設の場所	1．「〇丁目〇番〇号」、「〇番〇号」と省略せずに記載する。 2．ビル内での開設の場合は、「〇×ビル〇階」とビルの名称と階数まで記載する。
4．開設年月日	1．診療所を実際に開設した日を記載する。
5．診療科目	1．医療法第6条の6、施行令第3条の2に規定されている診療科名を記載する。 2．麻酔科を標榜する場合は、標榜許可証の写しを添付する。
6．開設者が他に開設、管理又は勤務する病院、診療所	開設者が他に開設、管理又は勤務することは、原則認められないので、特別な事情がある場合は事前協議が必要。 1．当該診療所以外に、他に病院、診療所を開設している場合、その診療所の開設場所、名称を記載する。（通常、開設者と管理者は同じであることから、この場合、別途2か所管理の許可が必要となる。） 2．当該診療所以外に、他に病院、診療所を管理している場合、その診療所の開設場所、名称を記載する。 （通常、開設者と管理者は同じであることから、この場合、別途2か所管理の許可が必要となる。） 3．当該診療所以外に、他に病院、診療所に勤務している場合、その診療所の開設場所、名称を記載する。 （管理者は当該診療所の管理に専念することが望ましいが、地域医療の確保の観点からやむを得ず他の病院等に勤務する必要がある場合は、勤務先管理者（院長）の同意書を添付する。）
7．同時に2以上の病院又は診療所を開設する場合その旨	本届出と同時に他に病院、診療所を開設する場合、その医療機関の開設場所及び名称を記載する。（別途2か所許可が必要）
8．管理者	1．管理者の住所は、医師個人の住所地（住民票のある住所地）を記載する。 2．免許証の写、履歴書の記載内容と一致させる。
9．外来診療日・診療時間	該当する診療日に〇を記載し、当該診療日の外来診療時間を記載する。また休診日を記載する。
10．従事者の定員	定員とは、開設者が定めた必要人員数（従事者数）のことである。診療所においては、従事者数の法定基準はないが、医療を提供するに必要な適切な人員を確保するものとする。（療養病床にかかるものを除く）
11．診療に従事する医師・歯科医師	1．管理者を含む、当該診療所に従事する医師、歯科医師の氏名、及びそれぞれの診療科目、診療日、診療時間を記載する。 2．診療日は該当する欄に〇を記載する。 3．診療時間は、午前・午後に分けそれぞれ記載する。
12．敷地面積	診療所にかかる敷地面積を記載する。（小数点第2位まで）
13．周囲の見取図	診療所の場所が明確に分かる見取図を添付する。（地図の写しも可）

2/4

様　式001

診療所開設届出書（医師開設）の記載要領

様式の記入要領及び留意事項	
14. 建物の構造概要及び平面図	1．建物延床面積は、当該診療所建物の各階床面積の合計を記載する。 ビル内診療所の場合、当該ビル建物の各階床面積の合計を記載する。 （小数点第2位まで） 2．診療所面積は、当該建物の診療所部分の面積を記載する。 （小数点第2位まで） 3．構造種別は、「鉄筋コンクリート」「木造」等を記載する。 （留意事項） 1.診療所は、他の施設と機能的かつ物理的に区画されていること。 また、診療所として一体性を有していること。 ①診療所と居宅が併設されている場合 診療所と居宅の出入口、階段等が別々に設けられ、独立に出入りが可能で、内部においても明確に区画されていること。 ②ビル内の場合 ・ビルの階段、廊下、店舗、事務所等と診療所が明確に区画されていること。 ・診療所が複数のフロアーにまたがる場合は、診療所内の行き来に支障が無いよう、診療所専用の階段、エレベーター等が必要である。 2.内部構造については、原則として必要な各室が独立していること。 ①待合室、受付、調剤所、診察室が区画され、それぞれ独立していること。 ・受付と待合室の区画については、オープンカウンターの受付など完全な区画でなくても可。 ・歯科診療所の場合は、受付と診察室の区画が完全でない場合も可。ただし、この場合は、受付と待合室の間がガラス等で区画されていることが望ましい。 ・調剤所が他の室への通路となるような区画は不可。 ②各室の区画は、少なくともパーテーションを使用したものであって、天井から床まで区画されていること。（カーテン、アコーディオンカーテン等は不可） ③薬局が他の室への通路となるような区画は不可。 ④患者のプライバシーに配慮した区画及び構造とすること。 ⑤エックス線装置のある場合は、エックス線室以外に操作部門が設置されていること。
15. 病室数及び病床数	1．有床診療所にあっては、病室数及び病床数を記載する。 2．無床診療所の場合は、0を記入する。
16. 歯科技工室の概要	歯科診療所で、歯科技工室を設置する場合は、その概要を記載し、また、有無を○で囲む。防塵設備、その他必要な設備（技工台、モデルトリマー、レジン重合器、鋳造器、技工用エンジン等）が設けられているかの確認。（施行規則第16条第13号）
17. 人工透析設備	人工透析を行おうとする床数（台数）を記入

3/4

様　式 001

診療所開設届出書（医師開設）の記載要領

様式の記入要領及び留意事項	
18. 調剤所の概要	調剤所を設置する場合は、その概要を記入し、該当する項目の有無を○で囲む。（施行規則第 16 条第 14 号） （留意事項） 1.無床診療所については、必ずしも調剤所を設置する必要はない。 ただし、設置しない場合は、その理由を記載した理由書を添付すること。 2.有床診療所及び医師が常時３人以上勤務する診療所については、調剤所が必要である。（指導）
19. 薬剤師の氏名	１．当該診療所に薬剤師が勤務する場合、その薬剤師の氏名を記載する。 ２．医師が常時３人以上勤務する場合、専属薬剤師が必要（法 18 条）
20. 健康保険の適用	適用予定の有無を○で囲む。

添付書類について	
開設者、管理者、従事医師の医師免許証の写し	１．免許証の写しを窓口にて原本照合を行うため、届出時には医師免許証の原本もあわせて持参するよう指導する。 ２．氏名・本籍地が変更し、免許証の記載事項の書換えがなされている場合、裏面にも記載のある場合があるので、その場合裏面も必要。
開設者、管理者、従事医師の履歴書	本籍地、氏名、生年月日、現住所、学歴、職歴（就・退職の旨を明記する）の記載及び押印を確認する。
敷地平面図	敷地面積が分かるよう、敷地平面図の中に記載する。
周囲の見取図	１．診療所の場所が明確に分かる見取図を添付する。（地図の写しも可） ２．最寄り駅、バス停などを記載する。
建物平面図	１．診療所部分が明確に分かるよう、赤エンピツで囲む。 ２．寸法、面積及び各室名を記載する。 ３．診療所面積を記載する。 ４．診療所が２階以上にわたる場合、各階の平面図を添付する。
その他	１．麻酔科を標榜する場合は、標榜許可証の写しを添付する。 この場合、医師免許証と同様、原本照合すること。 ２．管理者は当該診療所の管理に専念することが望ましいが、地域医療の確保の観点からやむを得ず他の病院等に勤務する必要がある場合は、勤務先管理者（院長）の同意書を添付する。その際、診療時間が他の病院の勤務時間と重複していないことを確認する。 ※　同意書には、開設管理に同意する旨と、病院等での勤務時間及び開設管理する診療所の診療時間が記載されていること。

②診療所開設許可事項中一部変更届出書

非医師が、開設許可事項中の次表の項目を変更した場合は、「診療所開設許可事項中一部変更届出書」の様式により、変更後10日以内に届出が必要です。

<table>
<tr><th colspan="2">項　目</th><th>提出書類</th><th>提出部数</th><th>注意事項</th></tr>
<tr><td colspan="2">届出様式</td><td>診療所開設許可事項中一部変更届出書</td><td>２部</td><td>様式９を使用
変更後10日以内に届出が必要</td></tr>
<tr><td rowspan="6">添付書類</td><td>１.開設者の住所</td><td>定款、寄付行為、条例等</td><td>２部</td><td>変更後の開設者・管理者個人の住所地（住民票のある住所地）及び氏名を記載</td></tr>
<tr><td>２.開設者の氏名</td><td>定款、寄付行為、条例等</td><td>２部</td><td></td></tr>
<tr><td>３.診療所の名称</td><td>定款、寄付行為、条例等</td><td>２部</td><td></td></tr>
<tr><td>４.診療科目</td><td>麻酔科を標榜する場合は、麻酔科標榜許可書の写し（原本照合要）</td><td>２部</td><td>平成19年4月1日の法改正により、診療科目の考え方が変更されているので注意が必要</td></tr>
<tr><td>５.病床数減による病室定員</td><td>新旧敷地平面図</td><td>２部</td><td>病室名、寸法、病床の配置等が記載されていること</td></tr>
<tr><td>６.定款、寄付行為、条例等</td><td>定款、寄付行為、条例等</td><td>２部</td><td>法人開設の場合</td></tr>
</table>

診療所開設許可事項中一部変更届出書は、新規開業の場合には必要ありませんが、継承する場合は提出する必要が生じることがあります。

届け出が必要な場合は、次のような事項に変更が生じた場合となります。

・開設者の住所、氏名
・診療所の名称
・診療科目
・病床数減による病室定員
・定款、寄付行為または条例

特に開設者の住所は、院長が自宅を引越しをしたケースなどにおいても手続きが必要になります。

また、継承によって診療所名の変更が生じたり、診療科目を変更する場合などは手続きが必要になります。

この届出も変更から10日以内となっており、何かしらの事情で遅延した場合は、遅延理由書を提出することになります。

継承時や継承後において手続きを行った場合で、医師会に加入している場合は医師会に対してもコピー等を提出することになります。

様　式9

診療所開設許可事項中一部変更届出書

令和　　年　　月　　日

大阪市保健所長　様

開設者住所

氏名　　　　　　　　　　　　　　印

（法人の場合は主たる事務所の所在地、名称及び代表者の職・氏名）

下記のとおり診療所開設許可事項中一部を変更しましたので医療法施行令第４条第１項及び同法施行規則第１条の14第４項の規定により届出します。

1．開設者の住所・氏名	住　所	〒			
	氏　名				
	電　話	（　　）			
2．診療所の名称	(フリガナ)				
3．開設の場所	開設場所	〒			
	電　話	（　　）	ＦＡＸ	（　　）	
4．診療科目					
5．変更事項	□①開設者の住所・氏名 □②診療所の名称 □③診療科目			□④病床数減による病室定員 □⑤定款、寄附行為又は条例	
6．変更理由					
7．変更年月日	令和　　年　　月　　日				

保健福祉センター受付印	大阪市保健所受付印	施設番号

提出部数　２部　　　　　1/2

様　式9

	新	旧
①開設者の住所・氏名　住所		
氏名		
電話	(　　　)	(　　　)
②診療所の名称	(フリガナ)	(フリガナ)
③診療科目		

④病床数	一般病床	療養病床	計
変更前の許可病床数	床	床	床
変更後の許可病床数	床	床	床

室　名	変　更　前		変　更　後						差引き病床数
	病床数	床面積	病床数	床面積	内法床面　積	1床あたりの床面積	採　光面　積	開　放面　積	

⑤定款、寄附行為又は条例	変更前	別紙のとおり	変更後	別紙のとおり

8．添付書類

（1）診療所の名称：定款、寄附行為又は条例等、変更の事実を証明できる書類
（2）病床数減による病室定員：新旧の病床配置図　※
※建物平面図が変更となるとき（例：病床が0床となり、室の用途を病床から倉庫等に変更するとき）は、医療法施行規則第1条の14第3項の規定に基づき、診療所開設許可事項中一部変更許可申請書（様式8）を事前に提出し許可を受けること。
（3）定款、寄附行為又は条例（代表者により原本証明のこと）

提出部数　2部　　　2/2

様　式009

診療所開設許可事項中一部変更届出書の記載要領

事　　案	厚生労働省令で定める開設許可事項を変更した場合		
根拠法令	医療法施行令第４条第１項、同法施行規則第１条の14第４項		
提出期限	変更後１０日以内	様　　式	9
提出窓口	各区保健福祉センター		
添付書類	（1）　診療所の名称：定款、寄附行為又は条例等、変更の事実を証明できる書類 （2）　病床数減による病室定員：新旧の病床配置図 ※建物平面図が変更となるとき（例：病床が０床となり、室の用途を病床から倉庫等に変更するとき）は、診療所開設許可事項中一部変更許可申請書（様式 8）を事前に提出し許可を受けること。 （3）　定款、寄附行為又は条例（代表者により原本照合のこと）		
提出部数	２　部		
手数料	なし		

様式の記入要領及び留意事項	
「開設者」欄	1．法人の場合は、法人の名称及び代表者の職・氏名を記載する。 2．「印」は、法務局へ届け出た法人印を使用する。
1．開設者の住所・氏名 ※変更後のものを記入	1．開設者の住所とは、法人の場合にあっては、定款上の主たる事務所の所在地を記載する。 2．氏名は、法人の名称及び代表者の職・氏名を記載する。
2．診療所の名称 ※変更後のものを記入	開設届、開設許可又は変更届されている名称を記載する。
3．開設の場所 ※変更後のものを記入	1．「○丁目○番○号」、「○番○号」と省略せずに記載する。 2．ビル内での開設の場合は、「○×ビル○階」とビルの名称と階数まで記載する。
4．診療科目 ※変更後のものを記入	1．医療法第６条の６、施行令第３条の２に規定されている診療科名を記載する。 2．麻酔科を標榜する場合は、標榜許可証の写しを添付する。
5．変更事項	該当する変更事項欄の□にレを記載する。
6．変更理由	変更理由を詳細に記載する。
7．変更年月日	変更しようとする年月日を記載
新旧対照表	
①開設者の住所・氏名	上記１項参照。本様式で届出を受ける氏名については、法人の名称のみ代表者の職・氏名の変更は届出義務はないが、任意の届出は「診療所開設届出事項中一部変更届出書（様式 10）」で受け付ける。
②診療所の名称	1．医療法に違反する名称でないこと。 ・原則として、開設者の法人名を冠し、次の範囲内の名称であること。(a)診療所、(b)クリニック、(c)医院、(d)診療科目 ・原則として、地名を使用しないこと。 ・その他、医療広告ガイドラインに反したり、患者の誘引を図り、虚偽誇大な宣伝となるような名称や一般的に普及していない言葉、意味が不明瞭な外国語・合成語は認められません。
③開設の場所	上記３項参照

1/2

様　式 009

診療所開設許可事項中一部変更届出書の記載要領

様式の記入要領及び留意事項	
④診療科目	上記４項参照
⑤病室数及び病床数	１．用途変更により病室から他施設へ変更した場合についてもその病床増減を記載する。 （病室名） ２．それぞれの病室名を記載する。また平面図と同一の室名を記載し、様式と一致させる。 （病床数） ３．１病室あたりの病床数を記載する。 （床面積） ４．建築基準法による床面積（壁芯）を記載する。 （内法床面積） ５．内法による測定で、患者１人を入院させるものにあっては、６．３㎡以上、患者２人以上を入院させるものにあっては患者１人につき、４．３㎡以上とすること。（療養病床にあっては、患者１人につき６．４㎡以上とすること。） 有効内法床面積の算定にあたっては、備付けの整理ダンス、洋服ダンス、浴室、物置、洗面所等、容易に移動できないものについては、病室の床面積から除外する。 （１人あたりの有効床面積） ６．患者１人あたりの有効床面積（内法）を記載する。 （採光面積） ７．建築基準法によって、病室の床面積の７分の１以上が必要。 （開放面積） ８．建築基準法によって、病室の床面積の２０分の１以上が必要。 ただし、建築基準法に定める技術的基準にしたがって換気設備を設けている場合はこの限りではない。

添付書類の記載要領	
建物平面図	１．診療所部分が明確に分かるよう、赤エンピツで囲む。 ２．寸法、面積及び各室名を記載する。 ３．診療所面積を記載する。 ４．診療所が２階以上にわたる場合、各階の平面図を添付する。
定款、寄附行為、条例等	代表者の原本証明が必要。

2/2

③診療所管理者変更届出書

非医師が、開設許可事項中の次表の項目を変更した場合は、「診療所開設許可事項中一部変更届出書」の様式により、変更後10日以内に届出が必要です。

項目		提出書類	提出部数	注意事項
届出様式		診療所開設許可事項中一部変更届出書	2部	様式9を使用 変更後10日以内に届出が必要
添付書類	1.開設者の住所	定款、寄付行為、条例等	2部	変更後の開設者・管理者個人の住所地（住民票のある住所地）及び氏名を記載
	2.開設者の氏名	定款、寄付行為、条例等	2部	
	3.診療所の名称	定款、寄付行為、条例等	2部	
	4.診療科目	麻酔科を標榜する場合は、麻酔科標榜許可書の写し（原本照合要）	2部	平成19年4月1日の法改正により、診療科目の考え方が変更されているので注意が必要
	5.病床数減による病室定員	新旧敷地平面図	2部	病室名、寸法、病床の配置等が記載されていること
	6.定款、寄付行為、条例等	定款、寄付行為、条例等	2部	法人開設の場合

例えば、現在既にクリニックの管理医師をしており、他のクリニックを追加で継承する場合などは、原則的に2箇所管理ができないことから、現在のクリニックの管理医師を他の医師に変更することが必要となります。

この場合に提出するのが「診療所管理者変更届出書」になります。

診療所を管理する医師は、他の診療所を管理しない者でなければなりません。

但し、事前に、「診療所2か所管理許可申請書」の様式により申請書を提出し、特別な事情によりやむを得ない場合で、保健所の許可を受けた場合はこの限りでないとされており、この場合は、医療法第12条第2項、医療法施行規則第9条関係に基づき、「診療所2か所管理設置許可申請」を提出します。

様　式11

診療所管理者変更届出書

令和　　年　　月　　日

大阪市保健所長　様

開設者住所

氏名　　　　　　　　　　　　　　印

（法人の場合は主たる事務所の所在地、名称及び代表者の職・氏名）。

下記のとおり診療所管理医師を変更しましたので医療法施行令第４条の２第２項の規定により届出します。

１．開設者の住所・氏名	住　所	〒		
	氏　名	(フリガナ)		
	電　話	（　　）		
２．診療所の名称	(フリガナ)			
３．開設の場所	開設場所	〒		
	電　話	（　　）	ＦＡＸ	（　　）
４．旧管理者	住　所			
	氏　名			
	電　話	（　　）		
５．新管理者	住　所	〒		
	氏　名	(フリガナ)		
	電　話	（　　）		

担当診療科目	診療日							診療時間
	月	火	水	木	金	土	日	
								～
								～
								～

※裏面あり

保健福祉センター受付印	大阪市保健所受付印	施設番号

提出部数　２部　　　　　1/2

様　式11

6．就任年月日	令和　　年　　月　　日
7．変更理由	
8．添付書類	
(1) 管理者の医師または歯科医師の臨床研修修了（及び再教育研修修了）登録証の写し及び免許証の写し並びに履歴書 (2) 勤務先管理者(院長)の同意書(管理者が他の病院等に勤務している場合) (注) 1　臨床研修修了登録証について （1）臨床研修制度が導入されたことに伴い、平成１６年４月１日以後に医師免許を受けて、診療に従事しようとする医師については、２年以上の臨床研修を受けることが義務付けられました。よって、臨床研修を修了した者については、臨床研修修了登録証の写しを添付して下さい。 （2）臨床研修制度が導入されたことに伴い、平成１８年４月１日以後に歯科医師免許を受けて、診療に従事しようとする歯科医師については、１年以上の臨床研修を受けることが義務付けられました。よって、臨床研修を修了した者については、臨床研修修了登録証の写しを添付して下さい。	

提出部数　２部　　　　2/2

様　式011

診療所管理者変更届出書の記載要領

事　　案	許可を受けて診療所を設置した者が診療所の管理者を変更した場合		
根拠法令	医療法施行令第４条の２第２項（例外的に医療法施行令第４条第３項）		
提出期限	変更後１０日以内	様　　式	１１
提出窓口	各区保健福祉センター		
添付書類	（1）　管理者の医師または歯科医師の臨床研修修了（及び再教育研修修了）登録証の写し及び免許証の写し並びに履歴書（原本照合必要） （2）　勤務先管理者(院長)の同意書(管理者が他の病院等に勤務している場合) (注) 1　臨床研修等修了登録証について （1）臨床研修制度が導入されたことに伴い、平成１６年4月１日以後に医師免許を受けて、診療に従事しようとする医師については、２年以上の臨床研修を受けることが義務付けられました。よって、臨床研修を修了した者については、臨床研修修了登録証の写しを添付して下さい。 （2）臨床研修制度が導入されたことに伴い、平成１８年4月１日以後に歯科医師免許を受けて、診療に従事しようとする歯科医師については、１年以上の臨床研修を受けることが義務付けられました。よって、臨床研修を修了した者については、臨床研修修了登録証の写しを添付して下さい。		
提出部数	２　部		
手数料	なし		

様式の記入要領及び留意事項	
「開設者」欄	１．法人の場合は、法人の名称及び代表者の職・氏名を記載する。 ２．「印」は、法務局へ届け出た法人印を使用する。
１．開設者の住所・氏名	１．開設者の住所とは、法人の場合にあっては、定款上の主たる事務所の所在地を記載する。 ２．法人の場合は、法人の名称及び代表者の職・氏名を記載する。
２．診療所の名称	開設許可又は変更届されている名称を記載する。
３．開設の場所	１．「○丁目○番○号」、「○番○号」と省略せずに記載する。 ２．ビル内での開設の場合は、「○×ビル○階」とビルの名称と階数まで記載する。
４．旧管理者	１．医師個人の住所地（住民票のある住所地）を記載する。
５．新管理者	１．医師個人の住所地（住民票のある住所地）を記載する。 １．免許証の写、履歴書の記載内容と一致させる。 ３．診療日は該当する欄に○を記載する。 ４．診療時間は、当該診療日に対応する時間をそれぞれ記載する。
６．就任年月日	当該診療所の管理者に就任した日を記載する。
７．変更理由	管理者を変更した理由を詳細に記載する。 ※　管理者の変更後に旧管理者が従事医師として引き続き従事する場合は、その旨も分かるように記載する。

1/2

様　式011

診療所管理者変更届出書の記載要領

添付書類の記載要領	
新管理者の医師免許証の写	1．免許証の写しを窓口にて原本照合を行うため、届出時には医師免許証の原本もあわせて持参するよう指導する。 2．氏名・本籍地が変更し、免許証の記載事項の書換えがなされている場合、裏面にも記載のある場合があるので、その場合裏面も必要。
新管理者の履歴書	本籍地、氏名、生年月日、現住所、学歴、職歴（就・退職の旨を明記する）の記載及び押印を確認する。
その他	1．管理者は当該診療所の管理に専念することが望ましいが、地域医療の確保の観点からやむを得ず他の病院等に勤務する必要がある場合は、勤務先管理者（院長）の同意書を添付する。その際、診療時間が他の病院の勤務時間と重複していないことを確認する。 ※　同意書には、開設管理に同意する旨と、病院等での勤務時間及び開設管理する診療所の診療時間が記載されていること。 2．管理者の変更に伴い外来診療日・時間が変更する場合は、あわせて「診療所開設届出事項中一部変更届出書」を提出する。 3．医師（個人）開設診療所で管理医師を変更する場合は廃止、開設の手続きを取る必要がある。やむを得ない事情により、開設者が自らその診療所を管理できないとき、例外的に他の医師に管理させることができるが、その場合は別途管理医師設置許可申請が必要。

2/2

④診療所従事医師変更届

「医師が開設する診療所」で開設届出事項中の従事医師を変更した場合は、「診療所従事医師変更届出書」の様式により、変更後 10 日以内に届出が必要です。

項目	提出書類	提出部数	注意事項
届出様式	診療所従事医師変更届出書	2部	様式12を使用 従事医師に変更が生じた場合に必要 変更後10日以内に届出が必要
添付書類	新たに従事する医師又は歯科医師の免許証の写し（平成16年度以降の医師免許取得者及び平成18年度以降の歯科医師免許取得者は臨床研修修了登録証の写しも添付）	2部	免許証の写し及び臨床研修修了登録証の写しは、原本と照合済みである旨の公的機関（保健所等）の原本照合印が押印されているものを添付
	新たに従事する医師又は歯科医師の履歴書	2部	市販の履歴書様式で可（署名又は記名押印）

多くのクリニックの場合は従事医師が管理医師1名となりますが、戦略的に複数の医師に勤務してもらう場合や、継承する医療機関に事前に非常勤医師として勤務する場合などについては届け出をする必要が生じます。

特に在宅医療を担っているクリニックでは、異なる診療科の医師を複数配置し診療にあたることが多いため、届け出をする必要があります。

様　式12

診療所従事医師変更届出書

令和　　年　　月　　日

大阪市保健所長　様

開設者住所……………………………………

……………………………………

氏名……………………………………印

下記のとおり診療所従事医師を変更しましたので医療法施行令第４条第３項の規定により届出します。

1．開設者の住所・氏名	住　所	〒										
	氏　名	(フリガナ)										
	電　話	(　　　)										
2．診療所の名　称	(フリガナ)											
3．開設の場所	開設場所	〒										
	電　話	(　　)		FAX	(　　)							
4．新たに診療に従事した医師	(フリガナ)氏　名	従事年月日	診療科目	診　療　日							診療時間	
				月	火	水	木	金	土	日		
5．診療を廃止した医師	氏　名	診療廃止年月日	変更理由									
6．添付書類												
(1) 新たに従事する医師または歯科医師の臨床研修修了（及び再教育研修修了）登録証の写し及び免許証の写し並びに履歴書												

保健福祉センター受付印	大阪市保健所受付印	施設番号

提出部数　２部　　　1/1

様　式012

診療所従事医師変更届出書の記載要領

事　　案	診療所の従事医師を変更した場合		
根拠法令	医療法施行令第４条第３項		
提出期限	変更後１０日以内	様　　式	１２
提出窓口	各区保健福祉センター		
添付書類	新たに従事する医師または歯科医師の臨床研修修了（及び再教育研修修了）登録証の写し及び免許証の写し並びに履歴書（原本照合必要） （注）１　臨床研修等修了登録証について （１）臨床研修制度が導入されたことに伴い、平成１６年４月１日以後に医師免許を受けて、診療に従事しようとする医師については、２年以上の臨床研修を受けることが義務付けられました。よって、臨床研修を修了した者については、臨床研修修了登録証の写しを添付して下さい。 （２）臨床研修制度が導入されたことに伴い、平成１８年４月１日以後に歯科医師免許を受けて、診療に従事しようとする歯科医師については、１年以上の臨床研修を受けることが義務付けられました。よって、臨床研修を修了した者については、臨床研修修了登録証の写しを添付して下さい。		
提出部数	２　部		
手数料	なし		

様式の記入要領	
「開設者」欄	１．開設者医師個人の住所地（住民票のある住所地）を記載する。 ２．「印」は、認印でも可。
１．開設者の住所・氏名	１．開設者医師個人の住所地（住民票のある住所地）を記載する。 ２．氏名は、開設者医師個人の氏名を記載する。
２．診療所の名称	開設届又は変更届されている名称を記載する。
３．開設の場所	１．「○丁目○番○号」、「○番○号」と省略せずに記載する。 ２．ビル内での開設の場合は、「○×ビル○階」とビルの名称と階数まで記載する。
４．新たに診療に従事した者	１．新たに診療に従事した医師、歯科医師の氏名、及びそれぞれの診療科目、診療日、診療時間を記載する。 ２．診療日は該当する欄に○を記載する。 ３．診療時間は、当該診療日に対応する時間をそれぞれ記載する。 ４．変更した理由を詳細に記載する。
５．診療を廃止した者	診療に従事しなくなった医師の氏名、廃止年月日、理由を記入する。

添付書類の記載要領	
新たに従事医師となった医師の医師免許証の写	１１．免許証の写しを窓口にて原本照合を行うため、届出時には医師免許証の原本もあわせて持参するよう指導する。 ２．氏名・本籍地が変更し、免許証の記載事項の書換えがなされている場合、裏面にも記載のある場合があるので、その場合裏面も必要。
新たに従事医師となった医師の履歴書	本籍地、氏名、生年月日、現住所、学歴、職歴（就・退職の旨を明記する）の記載及び押印を確認する。

⑤診療所開設届出事項中一部変更届出書

項目		提出書類	提出部数	注意事項
届出様式		診療所開設届出事項中一部変更届出書	2部	様式10を使用 次の項目に変更が生じた場合に必要 変更が生じた日から10日以内に届出が必要 大阪市保健所と事前協議が必要
添付書類	1.開設者・管理者の住所・氏名			変更後の開設者・管理者個人の住所地（住民票のある住所地）及び氏名を記載
	2.診療所の名称	理由書	2部	医療法に違反する名称でないこと ※詳細は記載要領で確認してください
	3.開設の場所			街区変更等に基づく住居表示等の変更の場合に必要　※移転の場合は、廃止、開設の手続きが必要
	4.診療科目	麻酔科を標榜するの場合は、麻酔科標榜許可書の写し（原本照合要）	2部	平成19年4月1日の法改正により、診療科目の考え方が変更されているので注意が必要
	5.開設者が他に開設、管理又は勤務する病院、診療所	勤務先管理者（院長）の同意書	2部	診療所開設時間以外で他の病院等に勤務する場合
	6.同時に2以上開設する場合その旨			
	7.従業員の定員			
	8.敷地面積及び平面図	新旧敷地平面図	2部	
	9.建物の構造概要及び平面図	新旧建物平面図	2部	
	10.歯科技工室	新旧建物平面図	2部	
	11.病床数及び病床の種別ごとの病床数並びに各病室の病床数	新旧建物平面図 （病床配置が記載されていること）	2部	
	12.薬剤師の氏名	新薬剤師の免許証の写し	2部	医療法第18条により、医師が常時3人以上勤務する診療所については、専属薬剤師の設置が必要
	13.外来診療日・診療時間 （任意の届出）			

開設者・管理者の住所・氏名、診療所の名称、開設の場所、診療科目、外来診療日・診療時間等に変更が生じた場合は届け出の必要があります。

特に継承開業で法人ごと継承する場合は、「診療所開設届出事項中一部変更届出書」を届け出る必要があります。

また、継承後に外来の診療日や診療時間を変更する場合も、変更後10日以内に届け出る必要がありますので注意しましょう。

様　式10

診療所開設届出事項中一部変更届出書

令和　　年　　月　　日

大阪市保健所長　様

開設者住所

氏名　　　　　　　　　　　　　　　　　印

（法人の場合は主たる事務所の所在地、名称及び代表者の職・氏名）

下記のとおり診療所開設届出事項中一部を変更しましたので医療法施行令第４条第３項の規定により届出します。

<table>
<tr><td rowspan="3">１．開設者の
住所・氏名</td><td>住　所</td><td colspan="3">〒</td></tr>
<tr><td>氏　名</td><td colspan="3"></td></tr>
<tr><td>電　話</td><td colspan="3">（　　　）</td></tr>
<tr><td rowspan="2">２．診療所の
名　称</td><td colspan="4">(フリガナ)</td></tr>
<tr><td colspan="4"></td></tr>
<tr><td rowspan="2">３．開設の場所</td><td>開設場所</td><td colspan="3">〒</td></tr>
<tr><td>電　話</td><td>（　　）</td><td>ＦＡＸ</td><td>（　　）</td></tr>
<tr><td>４．診療科目</td><td colspan="4"></td></tr>
<tr><td rowspan="7">５．変更事項</td><td colspan="2">□①開設者・管理者の住所・氏名</td><td colspan="2">□⑧敷地面積及び平面図</td></tr>
<tr><td colspan="2">□②診療所の名称</td><td colspan="2">□⑨建物の構造概要及び平面図</td></tr>
<tr><td colspan="2">□③開設の場所</td><td colspan="2">□⑩歯科技工室</td></tr>
<tr><td colspan="2">□④診療科目</td><td colspan="2">□⑪病床数及び病床の種別ごとの病床数並びに各病室の病床数</td></tr>
<tr><td colspan="2">□⑤開設者が他に開設、管理又は勤務する病院、診療所</td><td colspan="2">□⑫薬剤師の氏名</td></tr>
<tr><td colspan="2">□⑥同時に２以上開設する場合その旨</td><td colspan="2">□⑬外来診療日・診療時間</td></tr>
<tr><td colspan="2">□⑦従業者の定員</td><td colspan="2">□⑭その他</td></tr>
<tr><td>６．変更理由</td><td colspan="4"></td></tr>
<tr><td>７．変更年月日</td><td colspan="4">令和　　年　　月　　日</td></tr>
</table>

※裏面あり

保健福祉センター受付印	大阪市保健所受付印	施設番号

提出部数　２部　　　　1/4

様　式10

8．変更内容			新	旧
① 開設者・管理者 住所氏名	住所		〒	〒
	氏名			
	電話		（　　）	（　　）
②診療所の名称			(ﾌﾘｶﾞﾅ)	(ﾌﾘｶﾞﾅ)
③開設の場所			〒	〒
④診療科目				
⑤ 開設者が他に開設、管理又は勤務する病院診療所	他開設	住　所	〒	〒
		名　称		
	他管理	住　所	〒	〒
		名　称		
	他勤務	住　所	〒	〒
		名　称		
⑥同時に２以上開設する旨	開設場所		〒	〒
	名　　称			
⑦従事者の定員	医　師		人	人
	歯科医師		人	人
	薬剤師		人	人
	看護師		人	人
	准看護師		人	人
	歯科技工士		人	人
	その他		人	人
	計		人	人
⑧敷地面積及び平面図			㎡（別紙平面図のとおり）	㎡（別紙平面図のとおり）

提出部数　２部

様　式10

<table>
<tr><td rowspan="15">⑨建物の構造概要及び平面図</td><td>変更内容</td><td colspan="4">□　①新・増築
□　③各室の用途変更・改造</td><td colspan="2">□　②建物の除却
□　④構造設備の改造</td></tr>
<tr><td rowspan="14">①新・増築</td><td></td><td colspan="2">新</td><td>旧</td><td>変更面積</td><td>構造種別</td></tr>
<tr><td>建築延面積</td><td colspan="2">㎡</td><td>㎡</td><td>㎡</td><td rowspan="2">造</td></tr>
<tr><td>診療所面積</td><td colspan="2">㎡</td><td>㎡</td><td>㎡</td></tr>
<tr><td colspan="6">新・増築建物の構造概要</td></tr>
<tr><td>階別</td><td>記号</td><td colspan="3">室名</td><td>床面積</td></tr>
<tr><td></td><td></td><td colspan="3"></td><td></td></tr>
<tr><td></td><td></td><td colspan="3"></td><td></td></tr>
<tr><td></td><td></td><td colspan="3"></td><td></td></tr>
<tr><td></td><td></td><td colspan="3"></td><td></td></tr>
<tr><td></td><td></td><td colspan="3"></td><td></td></tr>
<tr><td></td><td></td><td colspan="3"></td><td></td></tr>
</table>

<table>
<tr><td rowspan="11"></td><td rowspan="3">②建物の除却</td><td></td><td colspan="2">新</td><td colspan="2">旧</td><td>変更面積</td><td>構造種別</td></tr>
<tr><td>建築延面積</td><td colspan="2">㎡</td><td colspan="2">㎡</td><td>㎡</td><td rowspan="2">造</td></tr>
<tr><td>診療所面積</td><td colspan="2">㎡</td><td colspan="2">㎡</td><td>㎡</td></tr>
<tr><td rowspan="8">③各室の用途変更改造</td><td rowspan="2">階数</td><td colspan="3">新</td><td colspan="3">旧</td></tr>
<tr><td>記号</td><td>室名</td><td>床面積(㎡)</td><td>記号</td><td>室名</td><td>床面積(㎡)</td></tr>
<tr><td rowspan="6"></td><td></td><td></td><td></td><td></td><td></td><td></td></tr>
<tr><td></td><td></td><td></td><td></td><td></td><td></td></tr>
<tr><td></td><td></td><td></td><td></td><td></td><td></td></tr>
<tr><td></td><td></td><td></td><td></td><td></td><td></td></tr>
<tr><td></td><td></td><td></td><td></td><td></td><td></td></tr>
<tr><td></td><td></td><td></td><td></td><td></td><td></td></tr>
</table>

<table>
<tr><td rowspan="9">⑩歯科技工室</td><td>構造設備概要</td><td>新</td><td>旧</td></tr>
<tr><td>構造種別</td><td>造</td><td>造</td></tr>
<tr><td>床面積</td><td>㎡</td><td>㎡</td></tr>
<tr><td>床　張</td><td>張</td><td>張</td></tr>
<tr><td>技工台</td><td>有・無</td><td>有・無</td></tr>
<tr><td>モデルトリマー</td><td>有・無</td><td>有・無</td></tr>
<tr><td>レジン重合器</td><td>有・無</td><td>有・無</td></tr>
<tr><td>鋳造器</td><td>有・無</td><td>有・無</td></tr>
<tr><td>技工用エンジン</td><td>有・無</td><td>有・無</td></tr>
</table>

提出部数　2部

3/4

様　式10

⑪病床数		一般病床	療養病床	計
	変更前の許可病床数	床	床	床
	変更後の許可病床数	床	床	床

室　名	変更前		変更後						差引き病床数
	病床数	床面積	病床数	床面積	内法床面積	1床あたりの床面積	採光面積	開放面積	
合　計									

⑫薬剤師の氏　名	新	旧

⑬外来診療日・診療時間		外来診療日							外来診療時間	休　診　日
	新	月	火	水	木	金	土	日		
									：　～　：	
									：　～　：	
									：　～　：	
	旧	外来診療日							外来診療時間	休　診　日
		月	火	水	木	金	土	日		
									：　～　：	
									：　～　：	
									：　～　：	

⑭その他	新	旧

9.添付書類

（1）　敷地面積の変更：新旧敷地平面図
（2）　建物の構造概要の変更：新旧建物平面図
（3）　診療科目について、麻酔科標榜の場合は、麻酔科標榜許可書の写し（原本照合要）
（4）　歯科技工室：新旧建物平面図
（5）　病床数及び病床の種別ごとの病床数並びに各病室の病床数：新旧建物平面図（病床配置が記載されていること）
（6）　新薬剤師の免許証の写し

提出部数　2部　　　　4/4

様　式010

診療所開設届出事項中一部変更届出書の記載要領

事　　案	厚生労働省令で定める開設届出事項を変更した場合		
根拠法令	医療法施行令第４条第３項、または、医療法施行令第４条の２第２項		
提出期限	変更後１０日以内	様　　式	１０
提出窓口	各区保健福祉センター		
添付書類	（１）　敷地面積の変更：新旧敷地平面図 （２）　建物の構造概要の変更：新旧建物平面図 （３）　診療科目について麻酔科標榜の場合は、麻酔科標榜許可書の写し（原本照合要） （４）　歯科技工室：新旧建物平面図 （５）　病床数及び病床の種別ごとの病床数並びに各病室の病床数：新旧建物平面図（病床配置が記載されていること） （６）新薬剤師の免許証の写し（原本照合必要）		
提出部数	２　部		
手数料	なし		

様式の記入要領及び留意事項	
「開設者」欄 ※変更後のものを記入	１．法人の場合、法人名称及び代表者職・氏名を、開設者が医師個人の場合、開設者医師個人の住所地（住民票のある住所地）を記載する。 ２．「印」は、法人の場合は法人印、個人の場合は認印でも可。
１．開設者の住所・氏名 ※変更後のものを記入	１．住所は、法人の場合、定款上の主たる事務所の所在地を、医師個人の場合、開設者医師個人の住所地（住民票のある住所地）を記載する。 ２．氏名は、法人の場合、法人名称及び代表者職・氏名を、医師個人の場合、開設者医師個人の氏名を記載する。
２．診療所の名称 ※変更後のものを記入	開設届、開設許可又は変更届されている名称を記載する。
３．開設の場所 ※変更後のものを記入	１．「〇丁目〇番〇号」、「〇番〇号」と省略せずに記載する。 ２．ビル内での開設の場合は、「〇×ビル〇階」とビルの名称と階数まで記載する。
４．診療科目 ※変更後のものを記入	１．医療法第６条の６、施行令第３条の２に規定されている診療科名を記載する。 ２．麻酔科を標榜する場合は、標榜許可証の写しを添付する。
５．変更事項	該当する変更事項欄の□にレを記載する。
６．変更理由	変更理由を詳細に記載する。
新旧対照表	
①開設者・管理者の住所・氏名	１．開設者・管理者医師個人の住所地（住民票のある住所地）を記載する。 ２．氏名は、開設者・管理者医師個人の氏名を記載する。 ※開設者の交代については、廃止・開設手続きが必要。

1/4

様　式010

診療所開設届出事項中一部変更届出書の記載要領

様式の記入要領及び留意事項	
②診療所の名称	1．医療法に違反する名称でないこと。 ・原則として、開設者の姓を冠し、次の範囲内の名称であること。 (a)診療所、(b)クリニック、(c)医院、(d)診療科目 ・原則として、地名を使用しないこと。 ・その他、医療広告ガイドラインに反したり、患者の誘引を図り、虚偽誇大な宣伝となるような名称や一般に普及していない言葉、意味が不明瞭な外国語・合成語は認められません。
③開設の場所	1．「〇丁目〇番〇号」、「〇番〇号」と省略せずに記載する。 2．ビル内での開設の場合は、「〇×ビル〇階」とビルの名称と階数まで記載する。 ※移転、承継による住所の変更は、廃止・開設手続きが必要。
④診療科目	1．医療法第6条の 6、施行令第3条の2に規定されている診療科名を記載する。 2．麻酔科を標榜する場合は、標榜許可証の写しを添付する。
⑤開設者が他に開設、管理又は勤務する病院、診療所	1．当該診療所以外に、他に病院、診療所を開設している場合、その診療所の開設場所、名称を記載する。（別途許可が必要） 2．当該診療所以外に、他に病院、診療所を管理している場合、その診療所の開設場所、名称を記載する。（別途許可が必要） 3．当該診療所以外に、他に病院、診療所に勤務している場合、その診療所の開設場所、名称を記載する。 （勤務先管理者（院長）の同意書を添付する。）
⑥同時に2以上の病院又は診療所を開設する場合その旨	本届出と同時に他に病院、診療所を開設する場合、その医療機関の開設場所及び名称を記載する。（別途許可が必要）
⑦従事者の定員	定員とは、開設者が定めた必要人員数（従事者数）のことである。診療所においては、従事者数の法定基準はありませんが、医療を提供するに必要な適切な人員を確保するものとする。（療養病床にかかるものを除く）
⑧敷地面積	診療所にかかる敷地面積を記載する。（小数点第2位まで） 敷地とは、一の建築物又は用途上不可分の関係にある二以上の建築物のある一団の土地である。
⑨建物の構造概要及び平面図変更内容	該当する変更事項欄の□にレを記載する。
⑨ー①新・増築	1．建物延床面積は、当該診療所建物の各階床面積の合計を記載する。ビル内診療所の場合、当該ビル建物の各階床面積の合計を記載する。（小数点第2位まで） 2．診療所面積は、当該建物の診療所部分の面積を記載する。（小数点第2位まで） 3．構造種別は、「鉄筋コンクリート」「木造」等を記載する。 4．室名欄は、新・増築部分に設置する施設の室名を記載する。 5．床面積欄は、新・増築部分に設置する施設の床面積（壁心）を記載する。

様　式010

診療所開設届出事項中一部変更届出書の記載要領

様式の記入要領	
⑨－②建物の除却	1．建物延床面積は、当該診療所建物の各階床面積の合計を記載する。 ビル内診療所の場合、当該ビル建物の各階床面積の合計を記載する。 （小数点第２位まで） 2．診療所面積は、当該建物の診療所部分の面積を記載する。 （小数点第２位まで） 3．変更面積は、新旧の差し引きした面積を記載する。 4．構造種別は、「鉄筋コンクリート」「木造」等を記載する。
⑨－③各室の用途変更 改造	1．各施設ごとに新旧の室名を記載する。 2．改造により施設の区画が分割・統合する場合は、区画ごとに床面積の小計を記載する。
⑩歯科技工室	歯科診療所で、歯科技工室を設置する場合は、その概要を記載し、また、有無を○で囲む。
⑪病室数及び病床数	1．用途変更により病室から他施設へ変更した場合についてもその病床増減を記載する。 （病室名） 2．それぞれの病室名を記載する。また平面図と同一の室名を記載し、様式と一致させる。 （病床数） 3．１病室あたりの病床数を記載する。 （床面積） 4．建築基準法による床面積（壁芯）を記載する。 （内法床面積） 5．内法による測定で、患者１人を入院させるものにあっては、６．３㎡以上、患者２人以上を入院させるものにあっては患者１人につき、４．３㎡以上とすること。（療養病床にあっては、患者１人あたり６．４㎡以上とすること。） 有効内法床面積の算定にあたっては、備付けの整理ダンス、洋服ダンス、浴室、物置、洗面所等、容易に移動できないものについては、病室の床面積から除外する。 （１人あたりの有効床面積） 6．患者１人あたりの有効床面積（内法）を記載する。 （採光面積） 7．建築基準法によって、病室の床面積の７分の１以上が必要。 （開放面積） 8．建築基準法によって、病室の床面積の２０分の１以上が必要。 ただし、建築基準法に定める技術的基準にしたがって換気設備を設けている場合はこの限りではない。

3/4

様　式010

診療所開設届出事項中一部変更届出書の記載要領

⑫薬剤師の氏名	1．当該診療所に薬剤師が勤務する場合、その薬剤師の氏名を記載する。 2．医師が常時３人以上勤務する場合、専属薬剤師が必要（法18条）
⑬外来診療日・診療時間	該当する診療日に○を記載し、当該診療日の外来診療時間を記載する。また休診日を記載する。

添付書類の記載要領	
敷地平面図	敷地部分が明確に分かるよう、赤エンピツで囲む。
建物平面図	1．診療所部分が明確に分かるよう、赤エンピツで囲む。 2．寸法、面積及び各室名を記載する。 3．診療所面積を記載する。 4．診療所が２階以上にわたる場合、各階の平面図を添付する。

⑥麻薬管理者・施用者免許申請書

・施用者
疾病の治療の目的で、業務上麻薬を施用し、若しくは施用のため交付し、又は麻薬を記載した処方せんを交付する者。
※院外処方せんの交付だけであっても免許が必要です。
・管理者
麻薬診療施設で施用され、又は施用のため交付される麻薬を業務上管理する者。
※施用者（従たる施設として届け出ている場合も含みます）が2名以上従事する麻薬診療施設に必要です。
・申請に必要なもの
申請書　1通
診断書（診断日から1ヶ月以内）　1通…申請書下部に診断書記入欄あり。
※施用者、管理者の申請を同一人が同時に申請する場合、診断書はどちらか一方に記載していれば、他方を省略できます。
医師、歯科医師、獣医師、薬剤師免許証原本（その場で確認後、返却）
※継続申請の場合は、原本確認を省略しています。
・手数料　3900円

・申請書類の配布方法
窓口配布　ダウンロード
申請案内のリンクよりファイルをダウンロードしてＡ４に印刷して申請に用いてください。
・費用の支払方法
現金持参
・申請の方法
窓口持参
申請は窓口まで持参いただきますが、交付を郵送にて希望される場合は、日本郵便株式会社が販売しているレターパックプラスをご購入の上、ご持参ください。
詳細は、下記「薬事関係申請・届出の郵送による受付について」を参照ください。
ただし、場合により郵送出来ない場合もありますので、ご了承ください。
・申請の時期
申請日は、開庁日（営業日）です。
・申請対象者
施用者：医師、歯科医師又は獣医師
管理者：医師、歯科医師、獣医師又は薬剤師
上記の者で、麻薬及び向精神薬取締法による免許基準に適合する者。

・事前協議
事前協議は、不要です。
・代理申請
代理申請は、可能です。

処方箋において麻薬を処方する場合は申請が必要です。外来でも必要なことが多いと思いますが、在宅医療を担当している場合は、終末期の患者にも対応する必要がありますので、申請は必須となります。

管理者については従事医師がいる場合など、施用者が2名以上従事する麻薬診療施設には配置する必要があります。

免許の有効期間は麻薬及び向精神薬取締法が改正されたことにより、従来の2年から3年に延長されました。

但し、既に受けている免許の期間は変更されませんので注意してください。

この申請手続きをしておかないと、処方箋で麻薬を処方することができず、疼痛管理等が必要になった際にかなり困ることになりますので、忘れず申請しておきましょう。

⑦診療用X線装置備付届

区分	届出	根拠条文（施行規則）	届出時期	様式番号	届出部数
診療用エックス線装置	備付届	第24条の2	備付後10日以内	1	2
	変更届	第29条第1項	変更後10日以内	2	2
	廃止届	第29条第1項	廃止後10日以内	3	2
診療用高エネルギー放射線発生装置	備付届	第25条第1項	あらかじめの届出	4	3
	変更届	第29条第2項	あらかじめの届出	5	3
	廃止届	第29条第1項	廃止後10日以内	6	3
診療用放射線照射装置	備付届	第26条第1項	あらかじめの届出	7	3
	変更届	第29条第2項	あらかじめの届出	8	3
	廃止届	第29条第1項	廃止後10日以内	9	3
診療用放射線照射器具	備付届	第27条第1項	あらかじめの届出	10	3
	変更届	第29条第2項	あらかじめの届出	11	3
	廃止届	第29条第1項	廃止後10日以内	12	3
	翌年使用予定届	第27条第3項	毎年12月20日までに届出	13	2
放射性同位元素装備診療機器	備付届	第27条の2	あらかじめの届出	14	3
	変更届	第29条第2項	あらかじめの届出	15	3
	廃止届	第29条第1項	廃止後10日以内	16	3
診療用放射性同位元素（PET）	備付届	第28条第1項	あらかじめの届出	17	2
	変更届	第29条第2項	あらかじめの届出	18	2
	廃止届	第29条第3項	廃止後10日以内	19	2
	廃止後の措置届	第29条第3項	廃止後30日以内	20	2
	翌年使用予定届	第28条第2項	毎年12月20日までに届出	21	2
診療用粒子線照射装置	備付届	第25条の2	あらかじめの届出	22	3
	変更届	第29条第2項	あらかじめの届出	23	3
	廃止届	第29条第1項	廃止後10日以内	24	3

病院のエックス線装置等を変更するときは、医療法に基づく病院開設許可事項中一部変更許可申請及び病院構造設備使用許可申請が必要な場合があります。

病院構造設備使用許可申請時に手数料4万3000円が必要です。

病院の構造変更等については、あらかじめ大阪市保健所保健医療対策課にご相談ください。

病院、診療所がエックス線装置等を初めて備え付けたときは「備品届」。

病院、診療所がすべての装置等を廃棄したとき、および医療機関を閉鎖したときは「廃止届」。

装置の更新、増設、移設、廃棄等に関すること、診療室の変更に関すること、放射線診療従事者（医師・歯科医師・診療放射線技師）の変更に関すること、の場合は「変更届」が必要になります。

診療用エックス線装置備付届

様式　1

保健福祉センター 受　付　印	大阪市保健所 受　付　印	施設番号

平成　　年　　月　　日

大阪市保健所長　　様

管理者氏名

印

診療用エックス線装置備付届

標記について、医療法第１５条第３項及び同施行規則第２４条の２の規定により下記のとおり届けます。

記

ふりがな 医療機関名	
所在地	〒 電話　　　（　　　）
備付日	平成　　年　　月　　日
開設（変更）許可番号	－　　　号　平成　　年　　月　　日

届出部数：２部

診療用エックス線装置変更届

様式　2

保健福祉センター受付印	大阪市保健所受付印	施設番号

平成　　年　　月　　日

大阪市保健所長　　様

管理者氏名

印

診療用エックス線装置変更届

標記について、医療法第１５条第３項及び同施行規則第２４条第１０号及び第２９条第１項の規定により、下記のとおり届けます。

記

医療機関《ふりがな》名	
所在地	〒 電話　　（　　）
変更日	平成　　年　　月　　日
変更内容	１．診療用エックス線装置に関すること ２．エックス線診療室に関すること ３．放射線診療従事者に関すること
一部変更許可番号	－　　号　平成　　年　　月　　日

届出部数：２部

放射線診療装置等に関すること

1.　放射線診療装置等に関すること

<table>
<tr><td colspan="5">エックス線発生装置
（　呼　　称　）：</td></tr>
<tr><td rowspan="2">エックス線装置
（高電圧発生装置）
（注）</td><td>製作者名</td><td colspan="3"></td></tr>
<tr><td>型　　式</td><td colspan="3"></td></tr>
<tr><td colspan="2">高電圧発生装置の台数</td><td colspan="2">(1)</td><td>(2)</td></tr>
<tr><td rowspan="3">高電圧発生装置
定格出力等</td><td>連　　続</td><td colspan="2">kV　　mA</td><td>k V　　mA</td></tr>
<tr><td>短時間</td><td colspan="2">kV　mA　　sec</td><td>kV　　mA　　sec</td></tr>
<tr><td>蓄放型</td><td colspan="2">kV　　μF</td><td>k V　　μF</td></tr>
<tr><td rowspan="7">エックス線管装置等</td><td>エックス線管球の数</td><td colspan="3">管球</td></tr>
<tr><td>用　　途</td><td>①
②
③</td><td>①
②
③</td><td>①
②
③</td></tr>
<tr><td>最高定格</td><td>kV</td><td>kV</td><td>kV</td></tr>
<tr><td>利用線錘以外の空気カーマ率</td><td>則30-1-1</td><td colspan="2">適　・　不適</td></tr>
<tr><td>総ろ過</td><td>則30-1-2</td><td colspan="2">適　・　不適</td></tr>
<tr><td>利用線錐可動絞り装置</td><td>則30-3-1</td><td colspan="2">適　・　不適</td></tr>
<tr><td>管焦点皮膚間距離</td><td>則30-3-2</td><td colspan="2">適　・　不適</td></tr>
<tr><td colspan="2">透視用装置</td><td>則30-2</td><td colspan="2">適　・　不適</td></tr>
<tr><td colspan="2">移動型・携帯型装置</td><td>則30-3-3</td><td colspan="2">適　・　不適</td></tr>
<tr><td colspan="2">胸部集検用装置</td><td>則30-4</td><td colspan="2">適　・　不適</td></tr>
<tr><td colspan="2">治療用装置</td><td>則30-5</td><td colspan="2">適　・　不適</td></tr>
<tr><td colspan="2">エックス線診療室名（保管場所）</td><td colspan="3"></td></tr>
</table>

［記入上の注意］
①エックス線発生装置ごとに記入する。
②高電圧発生装置が２台ある場合は定格出力を２列に分けて記入する。
③用途欄は、主たる使用目的を具体的に記入する。
　診断用　→　直接撮影・断層撮影・乳房撮影・ＣＴ・移動型または携帯型
④Ｘ線診療室以外に移動型・携帯型装置を保管する場合は鍵のかかる場所を記入する。
(注) 医薬品医療機器法の承認若しくは認証を装置一体で取得している場合はその型式を、
それ以外の場合は高電圧発生装置の型式を記入する。

放射線診療室等に関すること

2．放射線診療室等に関すること

2－1　放射線障害の防止に関する構造設備及び予防措置の概要				
室名				
使用室の防護物概要	建築物の構造		構造・材料・厚さ	
	天井			
	床			
	周囲の隔壁等	北		
		東		
		南		
		西		
	監視用窓			
	出入り口の扉（患者用・従事者用）			
	その他の開口部			
操作室（操作する場所）			則30の4-1-2	有・無
診療室である旨（室名）の標識			則30の4-1-3	有・無
使用中の表示			則30の20-2-1	有・無
画壁外側の実効線量が１ｍＳｖ/週以下となる措置			則30の4-1-1	有・無
				有・無
放射線線障害の防止に必要な注意事項の掲示		患者あて	則30の13	有・無
		従事者あて		有・無
管理区域	管理区域を設ける場所		則30の16	添付図面のとおり
	境界における実効線量が1.3mSv/3月以下となる措置			有・無
	標識			有・無
	立ち入り制限措置			有・無
敷地内居住区域の境界における実効線量が250μSv/3月以下となる措置			則30の17	有・無
敷地境界における実効線量が250μSv/3月以下となる措置				有・無
入院患者（診療により被ばくする放射線を除く）の実効線量が1.3mSv／3月以下となる措置			則30の19	有・無
取扱者の被ばく測定用具の名称			有	種類・名称 ・ガラスバッチ ・OSL線量計 ・ポケット線量計 ・TLD ・ 無
取扱者の被ばく防止用具			有	種類・名称 ・プロテクター ・防護手袋 ・防護衝立 無

3．放射線診療従事者等に関すること

放射線診療に従事にする医師・歯科医師・診療放射線技師の氏名、経歴等		
氏　　名	職　　種	放射線診療に関する経歴
年　月　日生		資格取得年月日： 免許証番号　：　第　　号
（注）氏名の下に生年月日を付記すること。		

1．添付書類について

1）装置の一覧表（変更前・変更後）　（病院・診療所）

2）放射線診療従事者の一覧表（変更前・変更後）（病院・診療所）

3）敷地図面　（変更前・変更後）　（診療所）

4）管理区域を明示した隣接部の平面図（変更前・変更後）（診療所）

5）使用室等の詳細図（変更前・変更後）　（診療所）

6）遮へい計算書　（診療所）

7）放射線量測定結果　（病院・診療所）

8）装置の仕様書（定格出力、型式の記載ページ）の写し　（診療所）

9）検診車は、車検証の写しと保管場所（車庫等）の図面（所在地を記載すること）　（病院・診療所）

2．作成上の注意

1）変更日は、病院は使用許可日とし、診療所は放射線量測定を実施した後で、診療を開始した日とする。

2）一部変更許可番号の記入について（変更許可が必要な場合）
病院または臨床研修等修了医師及び臨床研修等修了歯科医師でない者が開設した診療所の場合は、「開設許可事項中一部変更許可」の許可番号を記入すること。

3）添付図面３、４、５に管理区域を明示すること。

4）添付図面５に、室名の標識、管理区域の標識、使用中の表示、注意事項の掲示の位置を明示すること。

5）該当しない欄は斜線で埋めること。

6）様式サイズは、Ａ４とする。

エックス線装置一覧表

エ ッ ク ス 線 装 置 一 覧 表

（変更前）

室　名	製作者名	型　式	定格出力	管球の数	用 途	備考

（変更後）

室　名	製作者名	型　式	定格出力	管球の数	用 途	備考

(注)型式は医薬品医療機器法の承認又は認証を装置一体で取得している場合はその型式を、それ以外の場合は高電圧発生装置の型式を記載すること。

（　／　）

放射線診療従事者等に関すること

3. 放射線診療従事者等に関すること

(変更前)

放射線診療に従事する医師・歯科医師・診療放射線技師の氏名、経歴等		
氏　名	職　種	放射線診療に関する経歴
年　月　日生		資格取得年月日： 免許証番号：第　号
年　月　日生		資格取得年月日： 免許証番号：第　号
年　月　日生		資格取得年月日： 免許証番号：第　号
年　月　日生		資格取得年月日： 免許証番号：第　号
年　月　日生		資格取得年月日： 免許証番号：第　号
年　月　日生		資格取得年月日： 免許証番号：第　号
年　月　日生		資格取得年月日： 免許証番号：第　号
年　月　日生		資格取得年月日： 免許証番号：第　号
年　月　日生		資格取得年月日： 免許証番号：第　号
年　月　日生		資格取得年月日： 免許証番号：第　号
年　月　日生		資格取得年月日： 免許証番号：第　号
年　月　日生		資格取得年月日： 免許証番号：第　号
年　月　日生		資格取得年月日： 免許証番号：第　号
年　月　日生		資格取得年月日： 免許証番号：第　号
年　月　日生		資格取得年月日： 免許証番号：第　号

(変更後)

放射線診療に従事する医師・歯科医師・診療放射線技師の氏名、経歴等		
氏　名	職　種	放射線診療に関する経歴
年　月　日生		資格取得年月日： 免許証番号：第　号
年　月　日生		資格取得年月日： 免許証番号：第　号
年　月　日生		資格取得年月日： 免許証番号：第　号
年　月　日生		資格取得年月日： 免許証番号：第　号
年　月　日生		資格取得年月日： 免許証番号：第　号
年　月　日生		資格取得年月日： 免許証番号：第　号
年　月　日生		資格取得年月日： 免許証番号：第　号
年　月　日生		資格取得年月日： 免許証番号：第　号
年　月　日生		資格取得年月日： 免許証番号：第　号
年　月　日生		資格取得年月日： 免許証番号：第　号
年　月　日生		資格取得年月日： 免許証番号：第　号
年　月　日生		資格取得年月日： 免許証番号：第　号
年　月　日生		資格取得年月日： 免許証番号：第　号
年　月　日生		資格取得年月日： 免許証番号：第　号
年　月　日生		資格取得年月日： 免許証番号：第　号

(　/　)

新規開業や継承開業におこなう保健所関係の届け出は概ね以上となります。

これ以外にも、呼吸器疾患を専門とされる場合は、結核予防法指定医療機関指定申請書も提出する必要があります。

この届出も保健所に提出することになりますので必要に応じて提出してください。

継承手続きの進め方【厚生局への手続き】

では続いて厚生局への手続きを見ていきましょう。

厚生局の手続きは開設関係と施設基準関係に分類されます。

今回は関東信越厚生局の内容で見ていきたいと思います。

開業後においても戦略的に施設基準の見直しを図る必要があります。

また、施設基準関係は、受理された日以降で指定された日から診療報酬等の算定が可能になりますので、計画的に申請するようにしましょう。

保険医療機関・保険薬局の指定申請（関東信越厚生局のHP参照）

手続名	保険医療機関・保険薬局の指定申請
手続概要	病院、診療所又は薬局が公的医療保険の適用を受ける診療や調剤を行うためには、あらかじめ開設者は地方厚生（支）局長による保険医療機関又は保険薬局の指定を受ける必要があります。その時に申請する手続です。 なお、遡及適用による指定が可能な場合があります。 平成29年7月1日より、指定申請書の受付の際に社会保険及び労働保険への加入状況の確認をさせていただきます。ご理解とご協力をお願いします。次のリンクをご参照ください。 ※手続きにおける留意事項
手続根拠	健康保険法第 65 条 1 項 保険医療機関及び保険薬局の指定並びに保険医及び保険薬剤師の登録に関する省令第 3 条
手続対象者	保険医療機関又は保険薬局の指定を受けようとする者
提出時期	保険医療機関又は保険薬局の指定を受けようとするとき
手数料	無
相談窓口	保険医療機関又は保険薬局が所在する都道府県を管轄する地方厚生（支）局の事務所等にお問い合わせください。
審査基準	健康保険法第 65 条第 3 項及び第 4 項の規定のとおり
標準処理期間	特になし。
不服申立方法	特になし。
提出方法	提出先窓口に提出するか、郵送して下さい。
手続きの流れ	リンク
様式	保険医療機関・保険薬局届出事項変更（異動）届（様式 14）（ワード:108KB） 保険医療機関・保険薬局届出事項変更（異動）届（様式 14）（PDF：162KB）
記載要領	リンク
添付書類	リンク
提出先	保険医療機関又は保険薬局が所在する都道府県を管轄する地方厚生（支）局の事務所等
受付時間	上記提出先へお問い合わせください。
備考	

【添付書類等】保険医療機関・保険薬局指定申請書関係（関東信越厚生局HPより）

添付書類

1　病院にあっては使用許可証、診療所にあっては、使用許可証又は許可書若しくは届書、国の開設する病院又は診療所にあっては承認書又は通知書、薬局にあっては許可証のそれぞれの写し

2　病院又は診療所にあっては保険医（管理者を除く。）、薬局にあっては保険薬剤師（管理薬剤師を除く。）の氏名及び保険医又は保険薬剤師の登録の記号及び番号並びに担当診療科名を記載した書類

3　2に掲げる者以外の医師、歯科医師及び薬剤師のそれぞれの数を記載した書類

4　病院又は病床を有する診療所にあっては、看護師、准看護師及び看護補助者のそれぞれの数を記載した書類

5　その他指定の適格性等を確認するために必要な書類

（1）病院、診療所、薬局

ア　診療時間

注1）保険医療機関（保険薬局）の指定後に予定している診療日及び診療時間（開局日及び開局時間）について、通常週（年末年始、祭日がない週）の状況が分かる

ように記載すること。

注2）本事項は、申請時は任意記載事項です。（記載がない場合は、指定後に厚生局事務所等から連絡して確認します。）
（2）薬局
ア　法人登記簿謄本の写（法人の場合のみ）
イ　土地建物登記簿謄本又は賃貸借契約書の写
ウ　周辺図
注1）近隣の医療機関の位置が分かるように記載すること。
エ　平面図
注1）敷地内にある全ての建物が分かるように記載すること。（薬局の置かれる建物は分かるようにしておくこと。）

注2）敷地内の建物に医療機関が存在する場合（予定を含む。）は、その旨を記載すること。

注3）薬局の出入口が公道又はこれに準ずる道路と面しているか確認できるよう記載すること。
オ　同一建物内のテナント名が分かる書類（雑居ビル等に薬局を開設する場合のみ）

在宅医療のみを実施する医療機関に係る保険医療機関の指定の取扱いについて

保医発0304第16号
平成28年３月４日

地方厚生（支）局医療課長 殿

厚生労働省保険局医療課長
（　公　印　省　略　）

在宅医療のみを実施する医療機関に係る保険医療機関の指定の取扱いについて

平成28年度診療報酬改定において、在宅医療専門の保険医療機関に対する評価を新設したところですが、在宅医療のみを実施する医療機関に係る保険医療機関の指定の取扱いについては、下記のとおりとすることとしたので、保険医療機関の指定に当たって適切に対応いただくとともに、関係者に対し周知を図られますようお願いいたします。

記

１　健康保険法第63条第３項の取扱いについて
健康保険法（大正11年法律第70号）第63条第３項において、療養の給付を受けようとする者は自己の選定する保険医療等から受けることとされていることから、保険医療機関は全ての被保険者に対して療養の給付を行う開放性を有することが必要であること。

２　在宅医療のみを実施する医療機関の指定の取扱いについて
保険医療機関の指定に当たっては、全ての被保険者に対して療養の給付を行う開放性を有する観点から、外来応需の体制を有することが必要であるが、在宅医療のみを実施する医療機関であっても、以下の要件を全て満たすことが確認できる場合にあっては、保険医療機関としての指定が認められるものであること。

（１）無床診療所であること。
（２）当該保険医療機関において、在宅医療を提供する地域をあらかじめ規定し、その範囲（対象とする行政区域、住所等）を被保険者に周知すること。
（３）（２）の地域の患者から、往診又は訪問診療を求められた場合、医学的に正当な理由等なく断ることがないこと。
（４）外来診療が必要な患者が訪れた場合に対応できるよう、（２）の地域内に協力医療機関を２か所以上確保していること（地域医師会（歯科医療機関にあっては地域歯科医師会）から協力の同意を得ている場合にはこの限りではない）。
（５）（２）の地域内において在宅医療を提供し、在宅医療導入に係る相談に随時応じること及び当該医療機関の連絡先等を広く周知すること。
（６）診療所の名称・診療科目等を公道等から容易に確認できるよう明示したうえ、通常診療に応需する時間にわたり、診療所において、患者、家族等からの相談に応じる設備、人員等の体制を備えていること。
（７）通常診療に応需する時間以外の緊急時を含め、随時連絡に応じる体制を整えていること。

保険医療機関・保険薬局　指定申請書

※番　号	
医療機関（薬局）コード（更新による申請の場合には現在のコードを記載してください。）	

保険医療機関　保険薬局　指定申請書

① 病院・診療所・薬局	（フリガナ） 名称		
	所在地	〒　－ 電話　（　局）　番 FAX　（　局）　番	
② 管理者・管理薬剤師	（フリガナ） 氏名	（氏）	（名）
	保険医・保険薬剤師・その他	保険医又は保険薬剤師の登録の記号及び番号	医 歯　第　号 薬
③ 診療科名			
④ 開設者（法人の場合は、代表者）	医師・歯科医師・保険医 薬剤師・保険薬剤師・その他	保険医又は保険薬剤師の登録の記号及び番号	医 歯　第　号 薬
⑤ 健康保険法第６５条第３項第１号、第３号から第５号のいずれか（指定欠格事由）に該当	有・無	該当する法律名	
		内容	
		該当年月日	年　月　日
		処分権者等	
⑥ 医療法第３０条の１１の規定による勧告	有・無	勧告年月日	年　月　日
⑦ 指定に係る病床種別ごとの病床数等	床	（うち、一般病床　床、療養病床　床、精神病床　床、結核病床　床、感染症病床　床） （特別の療養環境に係る病床　床（個室　床、２人室　床、３人室　床、４人室　床）	

開設者の住所及び氏名（法人の場合は、主たる事務所の所在地、名称及び代表者の職氏名）

上記のとおり申請します。
平成　年　月　日

住所　〒　－
名称
（フリガナ）
（職）氏名　印
電話　（　局）　番

関東信越厚生局長　殿

保険医療機関・保険薬局指定申請書　添付書類

保険医療機関・保険薬局指定申請書　添付書類（様式）

1　**保険医・保険薬剤師の氏名等**

氏　　　名	登録記号番号	担当診療科	勤務形態
			常勤・非常勤
			常勤・非常勤
			常勤・非常勤

注１　病院・診療所にあっては、管理者を除く保険医の氏名等を記載すること。また、薬局にあっては、管理薬剤師を除く保険薬剤師の氏名等を記載すること。なお、氏名は戸籍簿に記載されている漢字を必ず用いること。

注２　担当診療科が複数ある場合には、主たる診療科を最初に記載すること。また、科目名の間を一文字空けて記載すること。

注３　勤務形態欄は、常勤又は非常勤のいずれかに○をつけること。

注４　欄が足りない場合は、上記の記載事項を記入したもの（様式はＡ４縦）を別紙として本様式に添えて提出すること。

２　**１に掲げる者以外の医師、歯科医師及び薬剤師のそれぞれの数**

医　　師	歯 科 医 師	薬　剤　師
人 （うち常勤　　人・非常勤　　人）	人 （うち常勤　　人・非常勤　　人）	人 （うち常勤　　人・非常勤　　人）

3　**看護師、准看護師及び看護補助者のそれぞれの数**

看　護　師	准 看 護 師	看 護 補 助 者
人	人	人

注　病院又は病床を有する診療所のみ記載すること。

4　**診療時間（開局時間）**

注　保険医療機関（保険薬局）の指定後に予定している診療時間（開局時間）について、通常週（年末年始、祝日がない一週間）の状況が分かるように記載すること。

5　**遡及申請の有無及び区分（有の場合は、下記の該当する番号に○をつけること。）**

（１）保険医療機関等の開設者が変更となった場合で、前開設者の変更と同時に引き続いて開設され、患者が引き続き診療を受けている場合

（２）保険医療機関等の開設者が個人から法人組織に、又は法人組織から個人に変更となった場合で、患者が引き続いて診療を受けている場合

（３）保険医療機関が病院から診療所に、又は診療所から病院に組織変更となった場合で、患者が引き続いて診療を受けている場合

（４）保険医療機関等が至近の距離（原則として２ｋｍ以内）に移転し同日付けで新旧医療機関等を開設・廃止した場合で、患者が引き続いて診療を受けている場合

6　**指定希望日の有無　　無　・　有　　平成　　年　　月　　日**

（１）指定日の希望がある場合には、「有」を○で囲み希望月日を記載すること。ただし、指定申請書を提出した翌月の１日以降（当月の指定申請締切日以降に提出する場合は翌々月１日以降）とすること。

（２）指定日の希望がない場合には「無」を○で囲み、指定申請書を提出した翌月の１日（当月の指定申請締切日以降に提出する場合は翌々月の１日）に指定されます。

保険医療機関・保険薬局指定申請書（記載例）

記載例

※番号	
医療機関（薬局）コード（更新による申請の場合には現在のコードを記載してください。）	

（保険医療機関）・保険薬局 指定申請書

① 病院・診療所・薬局	（フリガナ）	○○○クリニック	
	名称	○○○クリニック	
	所在地	〒 330−00XX さいたま市浦和区□△1−1−1 ○○ビル×階 電話 048 （ XXX局） XXXX 番 FAX 048 （ XXX局） XXXX 番	
② 管理者・管理薬剤師	（フリガナ）	（氏）カントウ	（名）タロウ
	氏名	関東	太郎
	（保険医）・保険薬剤師・その他	保険医又は保険薬剤師の登録の記号及び番号	玉（医）歯薬 第 XXXX 号
③ 診療科名	小児科、内科、耳鼻咽喉科		
④ 開設者（法人の場合は、代表者）	医師・歯科医師・（保険医） 薬剤師・保険薬剤師・その他	保険医又は保険薬剤師の登録の記号及び番号	玉（医）歯薬 第 XXXX 号
⑤ 健康保険法第６５条第３項第１号、第３号から第５号のいずれか（指定欠格事由）に該当	有・（無）	該当する法律名	
		内容	
		請	年 月 日
		処分権者等	
⑥ 医療法第３０条の１１の規定による勧告	有・（無）	勧告年月日	年 月 日
⑦ 指定に係る病床種別ごとの病床数等	１９床	（うち、一般病床 １９床、療養病床 床、精神病床 床、結核病床 床、感染症病床 床） （特別の療養環境に係る病床 床 （個室 床、２人室 床、３人室 床、４人室 床）	

主たる診療科から記載してください

管轄変更申請中の場合は変更前の登録記号番号を記入してくだ

記載上の注意をご覧ください

法人の場合は代表者印

上記のとおり申請します。
平成 XX年 XX月 XX日

関東信越厚生局長 殿

開設者の住所及び氏名（法人の場合は、主たる事務所の所在地、名称及び代表者の職氏名）
住所 〒330−00XX さいたま市浦和区□△1−1−1
名称 医療法人社団 ○○会
（フリガナ）
（職）氏名 理事長 関東《カントウ》 次郎《ジロウ》 印
電話 048 （ XXX 局） XXXX 番

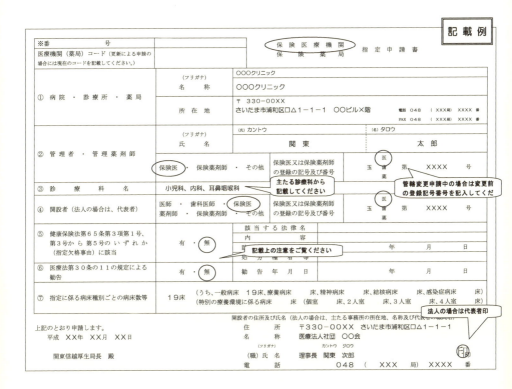

保険医療機関・保険薬局指定申請書　添付書類（様式）

保険医療機関・保険薬局指定申請書　添付書類（様式）

1　**保険医・保険薬剤師の氏名等**

氏　　　　名	登録記号番号	担当診療科	勤務形態
関東　次郎	玉医×××××	内科　外科　小児科	常勤・非常勤
関東　一郎	東医×××××	内科	常勤・非常勤
			常勤・非常勤

注１　病院・診療所にあっては、管理者を除く保険医の氏名等を記載すること。また、薬局にあっては、管理薬剤師を除く保険薬剤師の氏名等を記載すること。なお、氏名は戸籍簿に記載されている漢字を必ず用いること。

注２　担当診療科が複数ある場合には、主たる診療科を最初に記載すること。また、科目名の間を一文字空けて記載すること。

注３　勤務形態欄は、常勤又は非常勤のいずれかに○をつけること。

注４　欄が足りない場合は、上記の記載事項を記入したもの（様式はＡ４縦）を別紙として本様式に添えて提出すること。

保険医・保険薬剤師ではない勤務医・勤務薬剤師がいる場合に記入してください

2　**1に掲げる者以外の医師、歯科医師及び薬剤師のそれぞれの数**

医　　師	歯　科　医　師	薬　剤　師
人 （うち常勤　　人・非常勤　　人）	人 （うち常勤　　人・非常勤　　人）	人 （うち常勤　　人・非常勤　　人）

3　**看護師、准看護師及び看護補助者のそれぞれの数**

看　護　師	准　看　護　師	看　護　補　助　者
２　人	２　人	人

注　病院又は病床を有する診療所のみ記載すること。

4　**診療時間（開局時間）**

月～水、金　９：００～１３：００　１５：００～１９：００
土　　　　　９：００～１３：００　祝日休診

注　保険医療機関（保険薬局）の指定後に予定している診療時間（開局時間）について、通常週（年末年始、祝日がない一週間）の状況が分かるように記載すること。

5　**遡及申請の有無及び区分（有の場合は、下記の該当する番号に○をつけること。）**

（１）保険医療機関等の開設者が変更となった場合で、前開設者の変更と同時に引き続いて開設され、患者が引き続き診療を受けている場合

（２）保険医療機関等の開設者が個人から法人組織に、又は法人組織から個人に変更となった場合で、患者が引き続いて診療を受けている場合

（３）保険医療機関が病院から診療所に、又は診療所から病院に組織変更となった場合で、患者が引き続いて診療を受けている場合

（４）保険医療機関等が至近の距離（原則として２ｋｍ以内）に移転し同日付けで新旧医療機関等を開設・廃止した場合で、患者が引き続いて診療を受けている場合

6　**指定希望日の有無　無・有　平成　　年　　月　　日**

（１）指定日の希望がある場合には、「有」を○で囲み希望月日を記載すること。ただし、指定申請書を提出した翌月の１日以降（当月の指定申請締切日以降に提出する場合は翌々月１日以降）とすること。

（２）指定日の希望がない場合には「無」を○で囲み、指定申請書を提出した翌月の１日（当月の指定申請締切日以降に提出する場合は翌々月の１日）に指定されます。

保険医療機関・保険薬局の届出事項変更の届出

（関東信越厚生局のHP参照）

手続名	保険医療機関・保険薬局の届出事項変更の届出
手続概要	保険医療機関又は保険薬局が指定の申請事項（名称等）に変更が生じた場合には、速やかに地方厚生（支）局長に届出を行わなければなりません。その届出を行うための手続です。
手続根拠	保険医療機関及び保険薬局の指定並びに保険医及び保険薬剤師の登録に関する省令第８条
手続対象者	指定の申請事項（名称等）に変更が生じた保険医療機関・保険薬局
手続時期	保険医療機関又は保険薬局が所在する都道府県を管轄する地方厚生（支）局の事務所等にお問い合わせ下さい。
手数料	無
相談窓口	保険医療機関または保険薬局の届出事項変更の届出
審査基準	無
標準処理期間	特になし。
不服申立方法	特になし。
提出方法	提出先窓口に提出するか、郵送して下さい。
手続きの流れ	リンク
様式	保険医療機関･保険薬局届出事項変更（異動）届（様式 14）（ワード:108KB） 保険医療機関・保険薬局届出事項変更（異動）届（様式 14）（PDF：162KB）
記載要領	リンク
添付書類	リンク
提出先	保険医療機関又は保険薬局が所在する都道府県を管轄する地方厚生（支）局の事務所等
受付時間	上記提出先へお問い合わせください。
備考	

●添付書類

保険医又は保険薬剤師の登録票の写し

（注）保険医又は保険薬剤師が異動した場合のみ、該当者の登録票の写しを提出願います。

●届出の記載要領

次のことに注意して入力してください。

・標題は、保険医療機関又は保険薬局のうち、いずれかを○で囲んでください。

・「保険医療機関又は保険薬局の名称」欄は、保険医療機関又は保険薬局の名称に変更があったときに記載してください。

（名称は開設許可証等に記載されている名称を正確に記載してください。）

・「開設者名又は代表者名」欄は、次のいずれかに該当する場合に記載してください。

（氏名は、戸籍簿に記載されている漢字を必ず用いてください。）

【法人開設の場合】

・法人の代表者が変更になった場合

・法人の名称に変更があった場合

【個人開設の場合】

・開設者の氏名が変更になった場合

「保険医又は保険薬剤師の登録の記号及び番号」及び「医籍等登録番号」欄は、開設者又は代表者が、当該項目に該当する場合に記載してください。

・管理者又は管理薬剤師欄は、保険医療機関の管理者又は保険薬局の管理薬剤師に変更があったときに記載してください。

（氏名は、戸籍簿に記載されている漢字を必ず用いてください。）

・「保険医又は保険薬剤師」欄については、新たに勤務することになったとき、勤務している者の勤務形態が変更となったとき、また又は勤務している者が退職したときに、それぞれ記載してください。

次の事項に留意の上、記載してください。

・登録の記号及び番号は、保険医登録票又は保険薬剤師登録票に記載されている記号及び番号を記載してください。

（氏名は、戸籍簿に記載されている漢字を必ず用いてください。）

・医籍等登録番号は、医師、歯科医師及び薬剤師免許証に記載されている医籍番号（薬剤師名簿登録番号）を記載してください。

・本届を提出した保険医療機関等における届出者の常勤又は非常勤の別及び担当診療科を記載してください。なお、担当診療科が複数ある場合、主たる診療科を最初に記載してください。また、科目名の間を1文字空けて記載してください。

・勤務形態変更については、変更後の勤務形態（常勤又は非常勤）を○で囲んでください。

・変更（異動）年月日等の記載は、新たに勤務することになった者については勤務日を○で囲みその日付を記載し、勤務形態が変更となった者については、勤務形態変更日を○で囲みその日付を記載してください。
（登録票の写しを添付してください。）

なお、退職者又は異動者については、退職日又は異動日の該当いずれかを○で囲みその日付を記載してください。
・届出者が複数いる場合には、二人目以降の者については、別紙様式に記載し、本様式に添えて提出してください。
・「その他の変更（区画変更、診療科目、診療時間（開局時間）、病床数変更）」欄は、変更前・変更後の内容がわかるように記載 してください。
・「医療機関（薬局）コード」欄は、各地方厚生（支）局より払出された保険医療機関（保険薬局）指定通知書に印字されている7桁の数字を記載してください。
・開設者の氏名及び住所は、法人の場合、名称（法人名、機関名）、代表者の役職及び氏名、主たる事務所の所在地を必ず記載してください。
（氏名は、戸籍簿に記載されている漢字を必ず用いてください。）

【厚生局届出関係・特掲診療科】在宅医療の中心的となる在宅療養支援診療所

●在宅医療への流れの中、診療報酬点数的にも優遇されている

在宅療養支援診療所は、平成18年の診療報酬算定上にできた診療所の形態です。在宅医療の中心的な役割を期待されています。したがって24時間体制の整備や、介護施設、医療機関、調剤薬局、訪問看護ステーションなどの関係との連携を図ることが必要です。在宅医療は第三の医療と呼ばれ、入院期間の短縮など国民医療費の抑制に効果があると考えられています。

診療報酬点数的にも優遇されており、外来患者の平均的なレセプト点数と比較してもかなり高額な設定となっています。

第1章でも触れましたが、診療所の件数は今後も増加することが予測される中、一定の外来患者を確保していくことはかなり困難になると思われます。そのような中、安定的な収益を確保していくことを考えると、どこかのタイミングで在宅医療に進出せざるを得ないともいえます。

ここで取り上げた在宅療養支援診療所はそのようなタイミングで検討することになります。

●申請を行う上での十分な検討が必要な点

①施設基準

この申請を行う上で一番のネックになるのは、施設基準の、

ロ　当該診療所において、二十四時間連絡を受ける保険医又は看護職員をあらかじめ指定し、その連絡先を文書で患家に提供していること。

になると思われます。実務的には患者から同意書をとり、連絡先等を通知することになりますが、いずれにしても24時間患者からの問い合わせに対応し、必要に応じて訪問診療を行うことが必要になります。

通常はファーストコールを看護師、必要に応じてセカンドコールを医師が対応していますす。多くの診療所の場合は、開設者である院長が外来診療を行い、合間に訪問診療をして、夜間の問い合わせに対しても対応されていることがほとんどです。

このような体制では長期間に渡り安定的に対応することは困難であることは明白で、いずれかのタイミングで体調不良などが原因で中断せざるを得なくなると思われます。

②経費

また、経費も必要になります。

例えば夜間のファーストコールを看護師に1日1万円で担当させた場合、年間で365万円が必要です。

さらに急変や看取りへの対応で出動した場合は出動手当も必要になるでしょう。

院長がセカンドコールを担当している場合でも、最低限これだけの費用は必要になります。

ファーストコールとセカンドコールを外注するという方法もエリアによっては可能です。患者数によって増減がありますが、月に100万円程度は必要になると思われます。年間では1200万円程度の経費が発生します。

このような点からみても、在宅医療、特に在宅療養支援診療所の申請をするからには、それなりの在宅患者数を確保していないと採算が取れないことになります。

③在宅患者には居宅患者と施設入所患者の2種類がある

在宅患者の種類としても2種類に分かれます。居宅患者と施設入所患者になりますが、外来から在宅へ移行した場合は居宅の患者が多くなるでしょう。

居宅の患者の場合は、同一建物以外の患者に該当し診療報酬上最も高い点数を算定することができますが、訪問件数は少なくなります。

逆に施設への訪問であれば訪問患者数は多くなりますが、診療報酬は減額になります。現在の在宅医療を担っている診療所は圧倒的に後者が多いと思われますが、この辺りはご自身の診療方針や周辺環境、提供できる人材などによって検討する必要があります。医療に限らず現在の組織は同業他社との差別化がいかに図れ、その内容がニーズに合っているかがポイントになります。

医療という他業種と比較するとやや独占的要素が強い分野においても、今後の運営を考える上で、戦略的に進める必要があります。このためには医療介護など幅広い分野に対して認識し、方針を決めることが重要であるといえます。施設基準等を次に記載しますので、参考にしていただければと思います。

●在宅療養支援診療所の施設基準

次のいずれかに該当するものであること。

(1) 次のいずれの基準にも該当するものであること。

イ 保険医療機関である診療所であること。

ロ 在宅医療を担当する常勤の医師が三名以上配置されていること。

ハ 当該診療所において、二十四時間連絡を受ける保険医又は看護職員をあらかじめ指定し、その連絡先を文書で患家に提供していること。

ニ 当該診療所において、患家の求めに応じて、二十四時間往診が可能な体制を確保し、往診担当医の氏名、担当日等を文書により患家に提供していること。

ホ　当該診療所において、又は別の保険医療機関若しくは訪問看護ステーションとの連携により、患家の求めに応じて、当該診療所の保険医の指示に基づき、二十四時間訪問看護の提供が可能な体制を確保し、訪問看護の担当者の氏名、担当日等を文書により患家に提供していること。
へ　有床診療所にあっては当該診療所において、無床診療所にあっては別の保険医療機関との連携により、緊急時に在宅での療養を行っている患者が入院できる病床を常に確保し、受入医療機関の名称等をあらかじめ地方厚生局長等に届け出ていること。
ト　連携する保険医療機関又は訪問看護ステーションにおいて緊急時に円滑な対応ができるよう、あらかじめ患家の同意を得て、その療養等に必要な情報を文書で当該保険医療機関又は訪問看護ステーションに提供できる体制をとっていること。
チ　患者に関する診療記録管理を行うにつき必要な体制が整備されていること。
リ　当該地域において、他の保健医療サービス及び福祉サービスとの連携調整を担当する者と連携していること。
ヌ　定期的に、在宅看取り数等を地方厚生局長等に報告していること。
ル　緊急の往診及び在宅における看取り等について、相当の実績を有していること。
ヲ　主として往診又は訪問診療を実施する診療所にあっては、次のいずれにも該当するものであること。
①他の保険医療機関から文書による紹介を受けた患者の訪問診療について、相当の実績

を有していること。
②看取り等について、十分な実績を有していること。
③施設入居者等以外の患者の診療及び重症の患者の診療について、相当の実績を有していること。

（2）他の保険医療機関（診療所又は許可病床数が二百床（基本診療料の施設基準等の別表第六の二に掲げる地域に所在する保険医療機関にあっては二百四十床）未満の病院に限る。）と地域における在宅療養の支援に係る連携体制を構築している保険医療機関である診療所であって、次のいずれの基準にも該当するものであること。
イ　当該診療所及び当該連携体制を構成する他の保険医療機関において、在宅医療を担当する常勤の医師が合わせて三名以上配置されていること。
ロ　当該連携体制を構成する他の保険医療機関との連携により、二十四時間連絡を受ける保険医又は看護職員をあらかじめ指定し、その連絡先を文書で患家に提供していること。
ハ　当該連携体制を構成する他の保険医療機関との連携により、患家の求めに応じて、二十四時間往診が可能な体制を確保し、往診担当医の氏名、担当日等を文書により患家に提供していること。
ニ　当該診療所において、又は当該連携体制を構成する他の保険医療機関若しくは訪問看護ステーションとの連携により、患家の求めに応じて、当該診療所の保険医の指示に基づき、二十四時間訪問看護の提供が可能な体制を確保し、訪問看護の担当者の氏名、担当日等を文書により患家に提供していること。

ホ　当該診療所又は当該連携体制を構成する他の保険医療機関において、緊急時に在宅での療養を行っている患者が入院できる病床を常に確保し、受入医療機関の名称等をあらかじめ地方厚生局長等に届け出ていること。ただし、当該診療所及び当該連携体制を構成する他の保険医療機関のいずれも病床を有しない場合には、別の保険医療機関との連携により、必要な緊急時の病床の確保及び地方厚生局長等への届出を行っていること。

ヘ　連携する保険医療機関又は訪問看護ステーションにおいて緊急時に円滑な対応ができるよう、あらかじめ患家の同意を得て、その療養等に必要な情報を文書で当該保険医療機関又は訪問看護ステーションに提供できる体制をとっていること。

ト　患者に関する診療記録管理を行うにつき必要な体制が整備されていること。

チ　当該地域において、他の保健医療サービス及び福祉サービスとの連携調整を担当する者と連携していること。

リ　定期的に、在宅看取り数等を地方厚生局長等に報告していること。

ヌ　緊急の往診及び在宅における看取り等について、当該連携体制を構成する他の保険医療機関と合わせて、相当の実績を有していること。

ル　主として往診又は訪問診療を実施する診療所にあっては、次のいずれにも該当するものであること。

①他の保険医療機関から文書による紹介を受けた患者の訪問診療について、相当の実績を有していること。
②看取り等について、十分な実績を有していること。
③施設入居者等以外の患者の診療及び重症の患者の診療について、相当の実績を有していること。

(3) 次のいずれにも該当するものであること。
イ 保険医療機関である診療所であること。
ロ 当該診療所において、二十四時間連絡を受ける保険医又は看護職員をあらかじめ指定し、その連絡先を文書で患家に提供していること。
ハ 当該診療所において、又は別の保険医療機関の保険医との連携により、患家の求めに応じて、二十四時間往診が可能な体制を確保し、往診担当医の氏名、担当日等を文書により患家に提供していること。
ニ 当該診療所において、又は別の保険医療機関若しくは訪問看護ステーションとの連携により、患家の求めに応じて、当該診療所の保険医の指示に基づき、二十四時間訪問看護の提供が可能な体制を確保し、訪問看護の担当者の氏名、担当日等を文書により患家に提供していること。
ホ 当該診療所において、又は別の保険医療機関との連携により、緊急時に在宅での療養を行っている患者が入院できる病床を常に確保し、受入医療機関の名称等をあらかじめ地方厚生局長等に届け出ていること。

ヘ　連携する保険医療機関又は訪問看護ステーションにおいて緊急時に円滑な対応ができるよう、あらかじめ患家の同意を得て、その療養等に必要な情報を文書で当該保険医療機関又は訪問看護ステーションに提供できる体制をとっていること。

ト　患者に関する診療記録管理を行うにつき必要な体制が整備されていること。

チ　当該地域において、他の保健医療サービス及び福祉サービスとの連携調整を担当する者と連携していること。

リ　定期的に、在宅看取り数等を地方厚生局長等に報告していること。

ヌ　主として往診又は訪問診療を実施する診療所にあっては、次のいずれにも該当するものであること。

①他の保険医療機関から文書による紹介を受けた患者の訪問診療について、相当の実績を有していること。

②看取り等について、十分な実績を有していること。

③施設入居者等以外の患者の診療及び重症の患者の診療について、相当の実績を有していること。

別添２

特掲診療料の施設基準に係る届出書

保険医療機関コード		届 出 番 号	（支援診３） 第　　　　　号

連絡先
担当者氏名:
電 話 番 号:

（届出事項）

［　在宅療養支援診療所　］の施設基準に係る届出
（※別添１の「第９」の１の（３）に規定する在宅療養支援診療所）

［2-027］　　（20035）

□　当該届出を行う前６月間において当該届出に係る事項に関し、不正又は不当な届出（法令の規定に基づくものに限る。）を行ったことがないこと。

□　当該届出を行う前６月間において療担規則及び薬担規則並びに療担基準に基づき厚生労働大臣が定める掲示事項等第三に規定する基準に違反したことがなく、かつ現に違反していないこと。

□　当該届出を行う前６月間において、健康保険法第78条第１項及び高齢者の医療の確保に関する法律第72条第１項の規定に基づく検査等の結果、診療内容又は診療報酬の請求に関し、不正又は不当な行為が認められたことがないこと。

□　当該届出を行う時点において、厚生労働大臣の定める入院患者数の基準及び医師等の員数の基準並びに入院基本料の算定方法に規定する入院患者数の基準に該当する保険医療機関又は医師等の員数の基準に該当する保険医療機関でないこと。

標記について、上記基準のすべてに適合しているので、別添の様式を添えて届出します。

平成　　年　　月　　日

保険医療機関の所在地
及び名称

開設者名　　　　　　　　印

関東信越厚生局長　殿

備考１　［　　］欄には、該当する施設基準の名称を記入すること。
２　□には、適合する場合「レ」を記入すること。
３　届出書は、１通提出のこと。

在宅療養支援診療所の施設基準に係る届出書　添付書類-①

様式11

在宅療養支援診療所の施設基準に係る届出書添付書類

1 在宅療養支援診療所の区分（次のいずれかに〇をつけること。）			
（1）「第9」の1の（1）に規定する在宅療養支援診療所 （2）「第9」の1の（2）に規定する在宅療養支援診療所 （3）「第9」の1の（3）に規定する在宅療養支援診療所			
2 当該診療所の在宅医療を担当する医師			
常勤の医師名	①		
	②		
	③		
3 当該在宅支援連携体制を構築する保険医療機関			
名称	開設者	許可病床数	在宅医療を担当する常勤の医師名
①		（　　）床	
②		（　　）床	
③		（　　）床	
④		（　　）床	
⑤		（　　）床	
⑥		（　　）床	
⑦		（　　）床	
⑧		（　　）床	
4 当該診療所における24時間の直接連絡を受ける体制 （次のいずれかに〇をつけ、医師名等を記入すること。）			
⑴ 担当者が固定している場合 ⑵ 曜日、時間帯ごとに担当者が異なる場合（主な担当者を記載することで差しつかえない。） ・担当医師名： ・看護職員名： ・連絡先：			
5 24時間往診が可能な体制 （次のいずれかに〇をつけ、医師名等を記入すること。）			
⑴ 当該診療所の担当医師名： ⑵ 連携保険医療機関の名称及び担当医師名 ・名称： ・担当医師名：			
6 24時間訪問看護が可能な体制 （⑵、⑶がある場合には名称等を記入すること。）			

在宅療養支援診療所の施設基準に係る届出書　添付書類-②

(1) 当該診療所の担当看護職員名: (2) 連携保険医療機関の名称等 ・名称: ・開設者: ・担当看護職員名: ・連絡先: (3) 連携訪問看護ステーションの名称等 ・名称: ・開設者: ・担当看護職員名: ・連絡先:
7 緊急時に入院できる体制 (次のいずれかに○をつけ、(2)又は(3)の場合には名称等を記入すること。)
(1) 当該診療所のみで確保 (2) 当該診療所及び連携保険医療機関で確保 ・名称: ・開設者: (3) 連携保険医療機関のみで確保 ・名称: ・開設者:
8 次の項目に対応可能である場合に○をつけること。
(1) 「4」及び「5」、「6」に、連携保険医療機関又は連携訪問看護ステーションがある場合には、当該施設において緊急時に円滑な対応ができるよう、あらかじめ患家の同意を得て、患者の病状、治療計画、直近の診療内容等緊急の対応に必要な診療情報を当該施設に対して文書(電子媒体を含む。)により随時提出すること。 なお、在宅支援連携体制を構築する場合は、月1回以上のカンファレンスを実施していること。 (2) 患者に関する診療記録管理を行うにつき必要な体制が整備されていること。 (3) 当該地域において、他の保健医療サービス及び福祉サービスとの連携調整を担当する者と連携していること。
9 在宅緩和ケア充実診療所・病院加算、在宅療養実績加算に係る届出
(1) 届出の有無
① 在宅緩和ケア充実診療所・病院加算 (有 ・ 無) ② 在宅療養実績加算1 (有 ・ 無) ③ 在宅療養実績加算2 (有 ・ 無)
(2) 緩和ケアに係る研修を受けた医師 氏名 (　　　)
(3) 緩和ケア病棟又は1年間の看取り実績が 10件以上の保険医療機関において、3か月以上の勤務歴がある医師 ① 氏名 (　　　) ② 勤務を行った保険医療機関名 (　　　) ③ 勤務を行った期間(年 月 日～ 年 月 日)
(4) 過去に、患者が自ら注射によりオピオイド系鎮痛薬の注入を行う鎮痛療法を5件以上実施した経験のある常勤の医師 氏名 (　　　)

在宅療養支援診療所の施設基準に係る届出書　添付書類-③

(5) 直近1年間に、自ら注射によりオピオイド系鎮痛薬の注入を行う鎮痛療法を実施した患者数 (算出に係る期間;　年　月　日～　年　月　日)	名
(6) 直近1年間にオピオイド系鎮痛薬を投与した患者数	名
10 直近1月間において往診又は訪問診療を実施した患者の割合 (算出に係る期間;　年　月　日～　年　月　日)	
(1) 初診、再診、往診又は訪問診療を実施した患者数	名
(2) 往診又は訪問診療を実施した患者数	名
(3) 往診又は訪問診療を実施した患者の割合 (2)／(1)	%
11 主として往診又は訪問診療を実施する診療所に係る状況	
(1) 直近1年間に、訪問診療を開始した患者の紹介(文書によるものに限る。)を受けた保険医療機関 (算出に係る期間;　年　月　日～　年　月　日)	

保険医療機関の名称	患者の紹介を行った医師	患者の紹介を受けた日付
①		
②		
③		
④		
⑤		

(2) 直近1月間の診療実績 (算出に係る期間;　年　月　日～　年　月　日)	
① 在宅時医学総合管理料を算定した患者数	名
② 施設入居時等医学総合管理料を算定した患者数	名
③ ①及び②のうち、要介護3以上又は別表第八の二に規定する別に厚生労働大臣が定める状態に該当する患者数	名
④ 施設入居時等医学総合管理料を算定した患者の割合 ②／(①+②)	%
⑤ 要介護3又は別表第八の二に規定する別に厚生労働大臣が定める状態に該当する患者の割合 ③／(①+②)	%

[記載上の注意]

1 「3」は、「第9」の1の(2)に規定する在宅支援連携体制を構築する在宅療養支援診療所が記載すること。

2 「第9」の1の(2)に規定する在宅療養支援診療所は、当該在宅支援連携体制を構築する保険医療機関間で一元化した連絡先を、「4の連絡先」に記載すること。

3 24時間の直接連絡を受ける体制、24時間往診が可能な体制及び24時間訪問看護が可能な体制について、患家に対して交付する文書を添付すること。

4 当該届出を行う場合には、「在宅時医学総合管理料及び施設入居時等医学総合管理料(様式19)」及び「在宅がん医療総合診療料(様式20)」の届出が行われているかについて留意すること。

5 「9」については、届出に当たって必要な事項を記載すること。また、在宅療養実績加算に係る届出を行う場合については、「在宅療養実績加算に係る報告書」(様式11の4)を添付すること。

6 「9」の(2)に係る医師については、緩和ケアに係る研修を修了していることが確認できる文書を 添付すること。

7 「10」の(3)に規定する往診又は訪問診療を実施した患者の割合が95%以上の医療機関は、「11」を記入すること。

【厚生局届出関係】

ニコチン依存症管理料

いわゆる禁煙外来に対して算定できるものとして、診療報酬上、ニコチン依存所管理料が設定されています。

施設基準としても比較的申請しやすいものになりますので、内科等の診療科を掲げられる場合は必須の届け出といえます。

ニコチン依存症管理料

1　初回　230点

2　2回目から4回目まで　184点

3　5回目　180点

注1　別に厚生労働大臣が定める施設基準に適合しているものとして地方厚生局長等に届け出た保険医療機関において、禁煙を希望する患者であって、スクリーニングテスト（TDS）等によりニコチン依存症であると診断されたものに対し、治療の必要を認め、治療内容等に係る説明を行い、当該患者の同意を文書により得た上で、禁煙に

関する総合的な指導及び治療管理を行うとともに、その内容を文書により情報提供した場合に、5回に限り算定する。ただし、別に厚生労働大臣が定める基準を満たさない場合には、それぞれの所定点数の100分の70に相当する点数により算定する。

2　区分番号D200に掲げるスパイログラフィー等検査の4の呼気ガス分析の費用は、所定点数に含まれるものとする。

1　ニコチン依存症管理料に関する施設基準

（1）禁煙治療を行っている旨を保険医療機関内の見やすい場所に掲示していること。

（2）禁煙治療の経験を有する医師が1名以上勤務していること。なお、当該医師の診療科は問わないものであること。

（3）禁煙治療に係る専任の看護師又は准看護師を1名以上配置していること。

（4）禁煙治療を行うための呼気一酸化炭素濃度測定器を備えていること。

（5）保険医療機関の敷地内が禁煙であること。なお、保険医療機関が建造物の一部分を用いて開設されている場合は、当該保険医療機関の保有又は借用している部分が禁煙であること。

（6）ニコチン依存症管理料を算定した患者の指導の平均継続回数及び喫煙を止めたものの割合等を、別添2の様式8の2を用いて、地方厚生（支）局長に報告していること。

2　ニコチン依存症管理料の注1に規定する基準

（1）ニコチン依存症管理料を算定した患者の指導に関する過去1年間の平均継続回数は、1年間の当該保険医療機関において実施したニコチン依存症管理料の延べ算定回数（初回から5回目までの治療を含む）を初回の治療の算定回数で除した数とする。ただし、過去1年間に当該医療機関において当該管理料を算定している患者が5人以下である場合は、当年3月に初回の治療を行った患者を、延べ算定回数及び初回の治療の算定回数から除くことができる。

（2）ニコチン依存症管理料を算定した患者の指導に関する過去1年間の平均継続回数の計算期間は、前年4月1日から当年3月31日までとし、当該平均継続回数の実績に基づく所定点数の算定は、当年7月1日より行う。

特掲診療料の施設基準に係る届出書

別添2

特掲診療料の施設基準に係る届出書

保険医療機関コード		届出番号	（ニコ）第　　　号

連絡先
担当者氏名:
電話番号:

（届出事項）

［　ニコチン依存症管理料　］の施設基準に係る届出

［2-022］　（20030）

□　当該届出を行う前６月間において当該届出に係る事項に関し、不正又は不当な届出（法令の規定に基づくものに限る。）を行ったことがないこと。

□　当該届出を行う前６月間において療担規則及び薬担規則並びに療担基準に基づき厚生労働大臣が定める掲示事項等第三に規定する基準に違反したことがなく、かつ現に違反していないこと。

□　当該届出を行う前６月間において、健康保険法第78条第１項及び高齢者の医療の確保に関する法律第72条第１項の規定に基づく検査等の結果、診療内容又は診療報酬の請求に関し、不正又は不当な行為が認められたことがないこと。

□　当該届出を行う時点において、厚生労働大臣の定める入院患者数の基準及び医師等の員数の基準並びに入院基本料の算定方法に規定する入院患者数の基準に該当する保険医療機関又は医師等の員数の基準に該当する保険医療機関でないこと。

標記について、上記基準のすべてに適合しているので、別添の様式を添えて届出します。

平成　　年　　月　　日

保険医療機関の所在地
及び名称

開設者名　　　　　　　　印

関東信越厚生局長　殿

備考１　［　　］欄には、該当する施設基準の名称を記入すること。
２　□には、適合する場合「レ」を記入すること。
３　届出書は、１通提出のこと。

勤務する従事者の名簿

様式４

［　　　　　　　　　　　　］に勤務する従事者の名簿

No	職種	氏名	勤務の態様	勤務時間	備考
			常勤・非常勤　専従・非専従　専任・非専任		
			常勤・非常勤　専従・非専従　専任・非専任		
			常勤・非常勤　専従・非専従　専任・非専任		
			常勤・非常勤　専従・非専従　専任・非専任		
			常勤・非常勤　専従・非専従　専任・非専任		
			常勤・非常勤　専従・非専従　専任・非専任		
			常勤・非常勤　専従・非専従　専任・非専任		
			常勤・非常勤　専従・非専従　専任・非専任		
			常勤・非常勤　専従・非専従　専任・非専任		
			常勤・非常勤　専従・非専従　専任・非専任		
			常勤・非常勤　専従・非専従　専任・非専任		
			常勤・非常勤　専従・非専従　専任・非専任		
			常勤・非常勤　専従・非専従　専任・非専任		
			常勤・非常勤　専従・非専従　専任・非専任		
			常勤・非常勤　専従・非専従　専任・非専任		
			常勤・非常勤　専従・非専従　専任・非専任		

［記載上の注意］

1　［　］には、当該届出の施設基準の名称を記入すること。
2　病棟（看護単位）・治療室ごと、職種ごとに区分して記入すること。
3　職種の欄には、医師、看護師又は准看護師等と記入すること。
4　勤務時間には、就業規則等に定める所定労働時間（休憩時間を除く労働時間）を記入すること。

ニコチン依存症管理料の施設基準に係る届出書添付書類-①

様式８

ニコチン依存症管理料の施設基準に係る届出書添付書類

１　禁煙治療を担当する医師（禁煙治療の経験を有する医師が１名以上いること。）

氏名	禁煙治療の経験
	有　・　無
	有　・　無

２　専任の看護師又は准看護師（１名以上いること。）

氏名

３　当該保険医療機関に備えている呼気一酸化炭素濃度測定器の名称及び台数

機種名	メーカー名	台数
		台
		台
		台

４　その他（次の事項を満たしている場合に○をつけること。）

ア　禁煙治療を行っている旨の院内掲示をしている。

イ　敷地内が禁煙である。なお、保険医療機関が建造物の一部分を用いて開設されている場合は、当該保険医療機関の保有又は借用している部分が禁煙であること。

５　実績等（実績がある場合に記載すること。）

ニコチン依存症管理料の初回の治療の一年間の算定回数（前年4月1日から当年3月末日までの一年間）	①　回
ニコチン依存症管理料の一年間の延べ算定回数（前年4月1日から当年3月末日までの一年間における初回から5回目までの治療を含む）	②　回
・①及び②に係る期間	平成　年4月1日～平成　年3月 31 日
・治療の平均継続回数＝②／①	回

ニコチン依存症管理料の施設基準に係る届出書添付書類-②

[記載上の注意]

1　「5」について、実績のない保険医療機関が新規で届け出る場合、届出時点においては記載不要だが、過去１年間における実績ができ、引き続き算定する場合は、「5」を記載し再度届出を行う必要がある。

2　実績期間は、前年４月１日から当年３月 31 日までの期間とする。ただし、新規の届出を年度途中で行う場合は、当該届出により算定を開始した月から翌３月までの期間における実績をもって、翌年度７月以降に算定する所定点数を判断する。

【巻末資料】福祉施設の施設基準の概要

■福祉施設の施設基準の概要（老人福祉法に基づいて設置された公共施設）

1　特別養護老人ホーム（老人介護福祉施設）

●老人介護福祉施設の施設基準

【法人格】…老人福祉法第25条の5に規定する特別養護老人ホーム

【人員配置】

・医師→入所者に健康管理及び療養上の指導を行うために必要な人数
・生活相談員→社会福祉主事または同等能力を有する者を常勤で1名以上（入所者100対1以上）
・看護師、准看護師、介護職員→入所者数によって規定あり。夜間も別途規定あり
・栄養士→1名以上
（40人以下の他の社会福祉施設等の栄養士と連携を図ることで、利用者の処遇に支障がない場合は配置しなくてもよい）
・機能訓練指導員→理学療法士、作業療法士、言語聴覚士、看護職員、柔道整復師、またはあん摩マッサージ指圧師または6カ月以上機能訓練指導に従事したはり師、きゅう師の資格を有する者
・介護支援専門員→常勤1名以上（入所者100対1を標準）

2　老人保健施設（介護保健施設）

●介護老人保健施設の人員、施設及び設備並びに運営に関する基準

介護老人保健施設の人員、施設及び設備並びに運営に関する基準（平成11年厚生省令第40号）基本方針の第一条の二では、

「介護老人保健施設は、施設サービス計画に基づいて、看護、医学的管理の下における介護及び機能訓練その他必要な医療並びに日常生活上の世話を行うことにより、入所者がその有する能力に応じ自立した日常生活を営むことができるようにすることとともに、その者の居宅における生活への復帰を目指すものでなければならない。」と定められています（介護老人保健施設の人員、施設及び設備並びに運営に関する基準・平成11年厚生省令第40号）。

このような規定をみてもわかる通り、老人保健施設は、自宅と病院の中間に位置付けられる施設といえます。２００１年の統計データでは、95％の入所者が認知症を持っており、44・6％は寝たきりの状態にあり、入所日数は原則３カ月とされているにもかかわらず、必然的に平均在所日数は長くなり、２０１３年のデータでは３１１・３日となっています。

入所一時金は不要で、月額15万円程度で入居できるところが多い。ただし、要支援者は入所することができないことになっています。特別養護老人ホームとは異なり、医師の配置が義務付けられています。このことから他の医療施設からの診療は認められないが、診療上必要があると判断される場合の往診は併設医療機関以外であれば可能となっています。

●介護老人保健施設（基本型）の施設基準

【法人格】…地方公共団体、医療法人、社会福祉法人等

【人員配置】

・医師→１００対１以上（うち常勤医１人以上、常勤換算可）
・薬剤師→実情に応じた必要数（３００対１）
・看護師、准看護師→看護要員の総数７分の２が看護職員

・介護職員→看護要員の総数の7分の5が介護職員
※看護＋介護3対1以上
※夜間は看護要員2以上（40人以下でオンコール体制の場合は看護要員1以上）
・支援相談員→100対1以上（保健医療及び社会福祉に関する相当な学識経験を有する常勤職員）
・理学療法士、作業療法士、言語聴覚士→常勤換算で100対1以上
・栄養士→1名以上
（入所定員100人以下の場合は1名以上）
・介護支援専門員→常勤1名以上（入所者100対1を標準）
・調理員、事務員、その他の従業者→実情に応じた適当数

3　介護療養型医療施設

●施設基準（病院の場合）
【法人格】…不要（保健医療機関に限る）
【人員基準】
・医師→医療法に規定する療養病床を有する病院として必要な数（入院患者48対1以上）
・薬剤師→150対1以上
・栄養士→1以上（100床以上）
・看護師、准看護師→6対1以上
・介護職員→6対1以上
・理学療法士、作業療法士→実情に応じた適当な数

・介護支援専門員→常勤で1以上（介護療養病床の入院患者100対1以上）

4 訪問介護を行う事業所

●施設基準

設置するには法人格が必要となりますが、営利を目的にして設立される株式会社でも申請が認められていることから、株式会社○○などの名称も多く見受けられます。

このような事業を営むには、「指定居宅サービス等の事業の人員設備及び運営に関する基準第2章」に定められた内容をクリアしいてることが必要になります。各基準の概要については次のようになります。

【法人格】…必要

【従業員】…介護福祉士、その他の指定訪問介護の提供にあたる従業員を常勤換算で2・5名以上

【サービス提供責任者】…利用者の数が40人、またはその端数を増すごとに1人以上をサービス提供責任者として常勤で専従配置

【管理者】…常勤の管理者1名

5 訪問入浴介護、介護予防訪問入浴介護を行う事業所

●施設基準

「指定居宅サービス等の事業の人員設備及び運営に関する基準第3章」に定められた内容をクリアしていることが必要になります。

【法人格】…必要

【従業員】

・要介護者の場合→看護職員（看護師、准看護師）1名、介護職員2名（そのうち1名は常勤）
・要支援者の場合→看護職員（看護師、准看護師）1名、介護職員1名（そのうち1名は常勤）
【管理者】…常勤の管理者1名

6 訪問看護、介護予防訪問看護を行う事業所

●施設基準

病院や診療所が行う場合、法人格は必要ではありませんが、訪問看護ステーションが当該事業を行う場合は法人格が必要となります。

訪問看護では、褥瘡の予防・処置、ターミナルケア、摘便などの医療処置が受けられますが、原則として週3日が限度とされています。

ただし、末期の悪性腫瘍など、厚生労働大臣が定める疾病等に該当する場合は、週4回以上の訪問看護が認められています。また、訪問看護は医療保険、介護保険共に定められていますが、請求においては介護保険が優先されることになっています。

根拠法令は「指定居宅サービス等の事業の人員設備及び運営に関する基準第4章」になります。

●保健医療機関の場合
【法人格】…不要（指定があったものとみなされる。いわゆるみなし指定）
【人員基準】…訪問看護に従事する、保健師、看護師、准看護師いずれか（非常勤可、兼務可）
●訪問看護ステーションの場合
【法人格】…必要（各都道府県で指定基準あり）
【人員基準】

・看護職員→保健師、看護師、准看護師を常勤換算で2・5人以上（うち1人は常勤）
・理学療法士、作業療法士、言語聴覚士→実情に応じた必要数で配置の必要がなければ不要
【管理者】…訪問看護ステーションごとに専従かつ常勤の管理者が必要

7　訪問リハビリテーション等を行う事業所

●施設基準

訪問リハビリテーションでは、身体機能の維持・改善、ADL指導などのサービスが提供されます。厚生労働省「介護給付費等実態調査（平成29年2月）」によると病院・診療所が3351施設、介護老人保健施設652施設が訪問リハビリテーションを実施しています。

「指定居宅サービス等の事業の人員設備及び運営に関する基準第5章」が根拠法令になります。

●保険医療機関の場合

【法人格】…不要（保険医療機関は指定があったものとみなされる。いわゆるみなし指定）
【人員基準】
・医師→専任の常勤医師1名以上（外来診療等の兼務可）
・従業者→訪問リハビリテーションの提供にあたる理学療法士、作業療法士、言語聴覚士のいずれかの配置で実施者は非常勤でも可

●老人保健施設、介護医療院の場合

【法人格】…必要（転換の場合は不要）
【人員基準】
・医師→専任の常勤医師1名以上（外来診療等の兼務可）

・従業者→訪問リハビリテーションの提供にあたる理学療法士、作業療法士、言語聴覚士のいずれかの配置で実施者は非常勤でも可

8　居宅療養管理指導などを行う事業所

●施設基準

「指定居宅サービス等の事業の人員設備及び運営に関する基準6章」が根拠法令になります。

●保険医療機関の場合

【法人格】…不要（保険医療機関は指定があったものとみなされる。いわゆるみなし指定）

【人員基準】…医師、歯科医師（実施者は非常勤でも可）

・薬剤師（実施者は非常勤でも可）

・管理栄養士（栄養士は不可、実施者は非常勤でも可）

・歯科衛生士等（歯科衛生士、保健師、看護師、准看護師のいずれかの職員。実施者は非常勤でも可）

●薬局の場合

【法人格】…必要（指定を要する）

【人員基準】…薬剤師（実施者は非常勤でも可）

9　通所介護（デイサービス）を行う事業所

●施設基準

「指定居宅サービス等の事業の人員設備及び運営に関する基準7章」が根拠法令になります。

【法人格】…必要（指定を要する）

【人員基準】…機能訓練指導員1名（理学療法士、作業療法士、言語聴覚士、看護職員、柔道整復師、

あん摩マッサージ指圧師又は6月以上の機能訓練指導に従事したはり師、きゅう師等の有資格者）
【定員10名以下の場合】
・生活相談員→提供時間帯を通じて1名
・介護職員→提供時間帯を通じて1名
・看護職員→提供時間帯を通じて1名（いずれか1名常勤）
【定員11名以上の場合】
・生活相談員→提供時間帯を通じて1名
・介護職員→定員15名までは提供時間帯を通じて1名
・看護職員→通所介護の単位ごとに1名（1名は常勤）
【管理者】…常勤の管理者1名
【施設基準】
・食堂、機能訓練室（兼用可）合計した面積が利用者1名あたり3㎡以上
・相談室（会話内容が漏洩しない配慮が必要）

10 通所リハビリテーション等を行う事業

●病院、介護老人保健施設、介護医療院の場合の施設基準
【法人格】…不要（保険医療機関は指定があったものとみなされる。いわゆるみなし指定。老人保健施設、介護医療院については必要）
【人員基準】
・専任常勤医師1名以上（専任常勤医師は外来診療等の兼務可）

・従業者→1単位当たり、通所リハビリテーション利用者数　専従従事者10対1
※利用者が10名以下の場合は1以上
※1単位とは、同時に一体的に提供される通所リハビリテーションをいう
※専従者にカウントできる職員は、理学療法士、作業療法士、言語聴覚士、看護師、准看護師、介護職員
※上記は抜粋であり、その他の基準もあり
【施設基準】…利用者定員×3㎡以上の専用施設
※老人保健施設、介護医療院においては食堂面積も算入可

●診療所の場合の施設基準
【法人格】…不要（保険医療機関は指定があったものとみなされる。いわゆるみなし指定）
【人員基準】
・医師→利用者の数が同時に10人を超える場合は、専任常勤医師1名以上（外来診療などとの兼務可）。利用者の数が同時に10名以下の場合は、専任医師1名以上
※医師1人に対して患者1日48人以内
・従業者→1単位当たり、通所リハビリテーション利用者数　専従従事者10対1
※利用者が10名以下の場合は1以上
※1単位とは、同時に一体的に提供される通所リハビリテーションをいう
※専従者にカウントできる職員は、理学療法士、作業療法士、言語聴覚士、看護師、准看護師、介護職員

※上記は抜粋であり、その他、研修などの基準もあり
【施設基準】…利用者定員×3㎡以上の専用施設

11 短期入所生活介護等を行う事業所

●施設基準
単独施設と併設事業所で施設基準が一部異なりますが、特別養護老人ホームなど以外の短期入所生活介護事業所は一般企業でも行うことができますが、現実的には難しいことが多く、下記では併設事業所のケースを記載しておきます。

「指定居宅サービス等の事業の人員設備及び運営に関する基準9章」が根拠法令になります。
●併設事業所の場合
【法人格】…必要
【人員基準】
・医師1名以上
・生活相談員（社会福祉主事、社会福祉士、精神保健福祉士等）
・利用者定員20人未満は100対1以上（常勤換算）
・看護師、准看護師、介護職員
・常勤換算で利用者3対1以上（うち1人は常勤）
※夜間の配置基準あり
・栄養士…1名以上（40人以下の他の社会福祉施設等の栄養士と連携を図ることで利用者の処遇に支障がない場合は配置しないことができる）

・機能訓練指導員1名以上

※理学療法士、作業療法士、言語聴覚士、看護職員、柔道整復師、またはあん摩マッサージ指圧師又は6カ月以上機能訓練指導に従事したはり師、きゅう師の資格を有する者）

・調理員その他の従事者…実情に応じた適当数

・管理者…常勤の管理者を配置する

12　短期入所者療養介護等を行う事業所

●施設基準

●介護老人保健施設の場合

【法人格】…不要（保険医療機関に限る）

【人員基準、施設基準】…介護老人保健施設の指定を受けた時点で指定を受けることになる

●病院・診療所の場合（介護療養型医療施設の指定）

【法人格】…不要（保険医療機関に限る）

【人員基準、施設基準】…介護療養型医療施設の指定を受けた時点で指定を受けることになる

●診療所の場合（一般病床）

【法人格】…不要（保険医療機関に限る）

【人員基準】…入院患者に対する看護要員が3対1以上

※夜間の緊急連絡体制を整備し、看護要員を1人以上配置

【施設基準】…病床床面積は入院患者1人あたり6・4㎡以上

・食堂（なくても可だが減算あり）

・浴室
・機能訓練を行う場所

13 居宅介護支援を行う事業所

●施設基準
「指定居宅介護支援等の事業の人員及び運営に関する基準」が根拠法令になります。
●居宅介護支援事業所、要介護者に対する居宅介護支援の場合
【法人格】…必要
【人員基準】
・管理者→常勤の介護支援専門員1名
※2021年以降は主任介護支援専門員
・従業者→利用者35名に介護支援専門員1人を標準（うち1人は常勤）

水口錠二（みずぐち・じょうじ）

1968年大阪府生まれ。医療コンサルタント。一般社団法人日本医療報酬調査会理事。医療機関勤務、医療系教育機関の事務局長を経て、独立。現在は医療コンサルタントとして活躍。医療事務等の検定試験もおこなっている。大学、専門学校等の多くの高等教育機関等で医療経営・医療法規に関する講義をおこなっている。また、医療機関の請求指導・業務改善、調査等のコンサルティング業務、書籍・雑誌等への執筆、講演、テレビ・ラジオのコメンテーターとしても活動中。主な著書は『世界一やさしい「医療事務」の超入門講座』『【最新18-19年版】世界一やさしい調剤報酬事務の入門ノート』（共に小社刊）、『賢者のためのCOPDバイブル』（幻冬舎刊）、『医者代クスリ代が半分になる方法』（ゴマブックス刊）、『よくわかる診療報酬算定の実務』『診療報酬算定の実務』（一般社団法人日本医療報酬調査会刊）など多数。

〈連絡先〉
〒659-0013　兵庫県芦屋市岩園町 23-45　シャトル岩園 203 号
一般社団法人 日本医療報酬調査会
http://www.j-medical.org

クリニックの「継承開業《けいしょうかいぎょう》」成功《せいこう》マニュアル
～プロが教える失敗しない「クリニックの買い方・始め方」の実務～

2019 年 7 月 26日　初版発行

著　者　水　口　錠　二
発行者　常　塚　嘉　明
発行所　株式会社　ぱる出版

〒 160-0011　東京都新宿区若葉 1-9-16
03(3353)2835 ― 代表　03(3353)2826 ― FAX
03(3353)3679 ― 編 集
振替　東京 00100-3-131586
印刷・製本　中央精版印刷（株）

ISBN978-4-8272-1189-4　C3036